藏在节气里的养生智慧

二十四节气养生经

这是一部代代相传，人人都应该
品读的四季健康书

李志敏◎编著

U0325015

天津出版传媒集团

天津科学技术出版社

图书在版编目（CIP）数据

二十四节气养生经 / 李志敏编著 . 一天津：天津科学
技术出版社，2015. 12（2018. 4重印）

ISBN 978-7-5576-0661-9

Ⅰ. ①二… Ⅱ. ①李… Ⅲ. ①二十四节气—关系—
养生（中医）—基本知识 Ⅳ. ①R212

中国版本图书馆CIP数据核字（2016）第006699号

责任编辑：张建锋　方　艳

天津出版传媒集团

天津科学技术出版社出版

出版人：蔡　颢

天津市西康路35号　　　邮编：300051

电话（022）23332695（编辑部）

网址：www.tjkjcbs.com.cn

新华书店经销

大厂回族自治县彩虹印刷有限公司印刷

开本670×950　　1/16　印张14　字数175 000

2018年4月第1版第4次印刷

定价：35.00元

二十四节气是华夏祖先历经千百年的实践所创造出来的科学遗产，是总结人类生产与生活经验的智慧结晶。从表面上看，二十四节气只是将一年重新进行了划分，但是它所表现的关于宇宙间气象、物候、农事等多方面的知识，对于推动社会的文明发展与进步起到了积极而巨大的作用。

对于节气有所了解的人都知道，每个节气的到来，都预示着气候的温差变化，同时也暗示着物象的更新交替。二十四节气所反映的物候特征说明了自然界的一切生活都与节气密切相关，人也不能脱离天地气息而存在，人体的五脏六腑、七窍四肢、筋骨皮肉等组织的机能活动无不受节气变化的影响。

古往今来的养生家们都十分注重节气养生，并把"天人合一"的养生观作为不违天时、顺道而行的重要法则。中医经典《黄帝内经》指出，人体五脏的生理活动只有适应四时阴阳的变化，才能与外界环境保持协调平衡。反之，养生保健如不能顺应二十四节气的变化，人体节律就会因受扰而紊乱，抗病能力和适应能力就会下降。

　　随着节气的变更，人体的正常机能在无形中也会受到影响。因此，进行养生与保健切不可忽视二十四节气的变化。只有顺应时节，才能达到天人合一的养生境界，才能获得良好的养生效果。

　　本书是一本可以常伴四季的养生手册。为了深入探析二十四节气与人体健康关系，揭示顺应二十四节气的养生奥秘，本书围绕不同季节、不同节气的自然变化，阐述了起居作息、饮食养生、精神调节与运动指南等内容。同时，本书也介绍了一些节气民俗谚语的知识。如，"秋老虎"有多可怕？"春捂秋冻"科学吗？"冬练三九，夏练三伏"是怎么回事？这些我们早已耳熟能详的传统到底是真是假？与我们的生活有多大关系？在本书中都可以找到答案。

　　在本书的写作过程中，作者参阅了古今经典著述，将现代医学知识与传统保健养生理念有机融合，力求做到文字通俗易懂，体例新颖别致，既注重知识性，更注重实用性。希望本书能让读者养成良好的健康习惯，吃出一个好身体，达到益寿延年的目的。

目录
Contents

LICHUN

立春

◎ 立春是二十四节气之首，也是春天的开始。在春回大地、乍暖还寒之际，生活起居也要结合岁时节序的变化，做好养生保健。春天阳气生发，皮肤的毛孔逐渐张开，肌肤腠理变得疏松，人体内的正气抵御外部袭击的能力变弱，风邪易乘虚而入，容易导致风寒外感、风湿痹痛、头痛发热、恶风、咳嗽气喘等症状。此时，提高人体免疫力势在必行，因此，养阳是关键。

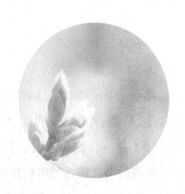

节气解说与气候变化

　　每年阳历二月四日前后，太阳到达黄经315度，为立春。立春不仅是二十四节气中的第一个节气，而且还是一个重大的节日。从天文上说，立春标志着春季的开始，含有万物开始萌芽生长之意，民谚有"一年之计在于春"的说法。

　　立春，字面上看，是春天来了，实际上，却是冬天尾巴的延伸。在北国的冬天，仍是冰天雪地。贴近地面的枯草，在北风的吹拂下，身躯不停地摇晃着。眼看进入六九，冬天仍在延续，人们裹着冬装，没有褪去的迹象。华南大部分地区是"白雪却嫌春色晚，故穿庭树作飞花"的景象。

　　立春过后，天气逐渐变暖，万物复苏，自然界的各种生物萌生发育，此时，人体内的阳气也随着春天的到来而向上向外升发，因此，我们在精神、起居、饮食、运动、补养等方面都要顺应春阳升发这一特点，在调摄养生中注意保护阳气。

节气养生指南

　　立春是二十四节气之首，也是春天的开始。在春回大地、乍暖还寒之际，生活起居也要结合岁时节序的变化，做好养生保健。

　　第一，乍暖还寒还得"捂"。冬去春来，冷暖气团交替活动频繁，再加上昼夜温差较大，此时人们的机体调节功能远远跟不上天气的变化，稍不注意，伤风感冒、气管炎、关节炎等疾病就会乘虚而入。所以，早春时节，应该随时根据时令变化和自身情况，进行合理的调配和养护，以增强身体对气候变化的适应性。

第二，宜吃升发阳气的食物。立春，是一年之中的第一个节气，气温逐渐升高，人之阳气步步升发。在饮食调整上，宜吃升发阳气的食物，进而达到调养体质的目的。要少吃易"动风"的食物，如狗肉、鸭子、黄鳝等；多吃平肝之品，如青菜、萝卜、荠菜之类。春天气候变化快，时而干燥时而湿冷的空气使胃肠处于敏感的状态，此时要多吃甘味食物。如果因为肠胃不好而出现拉肚子时，就要多喝姜汤，也可以在菜汤中放一两块姜。当然一定要注意腹部的保暖。

第三，注意个人体质的养生保健。立春后，天气刚刚由寒转暖，各种致病的细菌、病毒随之生长繁殖，为了避免春季各种疾病的发生，就要格外注意个人体质的养生保健，从而提高机体适应气候变化及抵抗疾病的能力。而且立春后随着气温回升，还要逐渐增加户外活动的时间，以加快血液循环，有利气血运行。不过，由于立春后天气乍暖还寒，因此比较适合进行节奏和缓的运动，如春游、放风筝、散步、慢跑、打太极以及并不剧烈的球类运动。家居生活中，也要注意搞好居室内的环境卫生，经常开窗通风，以保持室内空气的新鲜，减少病菌滋生的条件。

第四，防躁动，重视心理保健。初春时节，天气多变，人的情绪波动较大，尤其是心理疾病患者更易表现得焦虑、狂躁。因此，每年立春后，除了避免过度疲劳，保证充足睡眠之外，不妨多去郊外走走，呼吸新鲜空气，调节身心情志。

小妙招：春季上火了，吃点芽菜

芽菜在古代被称为"种生"，常见的有豆芽、香椿芽、姜芽等。这些植物的嫩芽具有发散陈积的功效，可以借助这些芽的力量来帮助发散人体的阳气。在此季节，有一些人会有咽喉干痛、嘴唇干裂、大便干燥、食欲不振等上火症状，主要就是因为体内阳气郁结，不能发散。多吃一些芽菜，则可以缓解症状。

就节气养生而言，芽菜的吃法是有讲究的。有些人喜欢在芽菜里面放点醋或拿它和肉一起炒，这两种做法都是不正确的。立春吃芽菜切记两条规则：一是少放醋或不放醋，二是少放肉或不放肉。

不放醋是因为酸味的东西有抑制收敛作用，不利于阳气的宣泄生发，因此不仅仅是醋，所有带有酸味的东西，比如果汁等都应该少喝。

不放肉的原因有两个：已经在一个冬天进行了肉食滋补到了春天还接着吃就过了，二是很多动物都是在春天产仔、哺育，为顺应天地之生气，不应杀生。

因此，春天芽菜的正确吃法以凉拌、煮汤最佳，这些吃法最能体现它幼嫩、爽口的特点。绿豆芽和黄豆芽性寒凉，在做芽菜的时候，可适量放一些辛辣、芳香、发散的调料，如姜丝，以中和其寒性。而绿豆芽寒性更重，易伤胃气，所以，脾胃虚寒和患有慢性胃肠炎的人不要多吃。

另外需要注意的是，不是所有的芽菜都适合生食凉拌，凉拌豆类芽菜应先煮熟后再凉拌，而香椿芽最好先用沸水焯烫5分钟左右再凉拌，而且香椿为发物，过多地食用容易诱使痼疾复发，所以慢性疾病患者应该尽量少食或不食。

小妙招：温补肝阳，吃些韭菜

立春节气，需要提高人体的免疫力，养护体内阳气，宜吃韭菜。韭菜和芽菜一样，属于生发性食物，其实，立春之后的韭菜也属于芽菜的一种，最为鲜美可口。

韭菜有养肝功效，这是因为韭菜是辛温补阳之品。辛温就是说韭菜具有发汗解表，让毛孔恢复正常功能的功效。而补阳，则是因为韭菜被誉为"补阳草"，所以韭菜同时还具有补足肝阳的功能。

关于韭菜的科学吃法有多种，比如，可用韭菜煮猪血。猪血是养血的，两者配合食用，补血效果更佳。韭菜炒鸡蛋也是补肝肾、益气血的补阳美食。而韭菜与猪肝共炒，气血不足、面色苍白、健忘、失眠的患者应该多吃。

不过，韭菜虽好，但要根据个人的体质来选择食用。易上火的人不宜多食或常吃，有腹泻和消化不良的人同样不宜食用。特别需注意的是，韭菜属于发物，会加重阴虚内热和患有眼病、疮疡的人的病情，故这类患者最好不要吃。

当然，除了韭菜，我们还可以多吃芥菜、鸡肝、鸭血、红枣等温性食物。在五色饮食中，青色养肝，多吃一些菠菜、芹菜等绿色蔬菜，能滋阴润燥、舒肝养血。由于酸味入肝会导致肝功能偏亢，损伤脾胃，因此酸性食物应该少吃。春季，我们也不能吃油腻、生冷及刺激性的食物。

小妙招：天麻鱼头汤，帮你防风邪

天麻是一种古老的保健食物。唐代诗人白居易在《斋居》诗中写道"黄芪数匙粥，赤箭一瓯汤"，其中，"赤箭"就是指天麻。当时的大书法家柳公权还有一个名帖，叫作《求赤箭帖》，讲的也是天麻，认为天麻有扶老之用。事实上，天麻最主要的作用，就是防风。

关于天麻的健康食法中，天麻炖鱼头功效极佳。传统的中医食疗理论有"以脏补脏"之说，即常吃动物脏器可补人体某脏器。从这个观点来看，鱼头自然是补脑的，对风邪所引起的头痛发热等有很好的治疗效果，所以中医称鱼脑髓为"补脑汤"。荷兰的研究也发现，年龄在60～69岁之间，每周至少吃一次鱼的人与那些不吃鱼的人相比，在往后15年内中风的概率要少一半。

除了通过调理来预防风邪外，还有一个小方法也不错，那就是经常梳头。具体做法是这样的：将头发散开，用梳子先梳理散乱的发端。用梳子慢慢地旋转着梳拢。开始梳头时，先从前额的发际向后梳，要用全头梳，就是从发际梳到颈后的发根处。俯身从后颈发根梳到发梢。再从左、右耳的上部分别向各自相反的方向进行梳理。

需要注意的是，用力要均匀，且不要过猛，速度也应均匀缓慢。在梳头时，每个部位的梳头动作可重复5～6次，整个头发平均每天梳理100次左右最为适宜。对于头发稀疏的老人，则可以用手指代替梳子来"梳头"，从前发际慢慢梳到后发际，边梳边按摩头皮。在梳头的时候，身体可以稍稍往前屈或向后仰，以促进血液循环。

小妙招：春天来了，须防痔疮

立春的痔疮，主要是由肠胃内热蓄积所引发的，因此防痔疮的首要任务是扫除肠胃里的积热。而菠菜无疑是最好的"肠道清热润滑剂"。菠菜性凉味甘，归入肠、胃经，有活血补血、滋阴润燥、清热解毒、润肠通便的功效。

注意，这里我们并不是说直接食用菠菜就能治疗痔疮，而是要将菠菜泡在红酒中，直接饮用浸过菠菜后的红酒。其制作方法十分简单：将清洗后的菠菜切成段放入容器中，然后倒入红酒，没过菠菜为宜，再将容器密封，浸泡数小时，就可以将红酒倒出来饮用了。

菠菜要每隔三四天更换一次，以保证鲜嫩营养。容器里的红酒会越喝越少，故要不断往里添加。

泡好后，您在晚上睡觉之前喝上一杯10毫升左右的菠菜红酒饮，不仅能减轻痔疮带来的灼痛感，还有助于睡眠，真是一举两得！

需要注意的是，不要过量饮用，因为红酒属酒类，过量饮用不仅无助于治疗痔疮，而且容易使病情加重。

除了内服，提肛运动对治疗痔疮也能起到辅助作用。具体做法是这样的：先全身放松，将臀部和大腿用力夹紧，舌抵上腭，然后用鼻慢慢吸气，同时将肛门提起，包括会阴部。稍稍停顿5秒后，缓缓呼气，并放松肛门。重复做10～20次即可。

除提肛外，像慢跑、气功之类的运动，平时也可以做一下，每天锻炼半小时，一样能避免痔疮的"造访"。

另外，预防痔疮，在饮食上要讲究科学。辣椒、姜、蒜、酒类等辛辣刺激性和火锅烧烤之类的油腻性食物会加重肠道内热堆积，故要少吃或不吃。

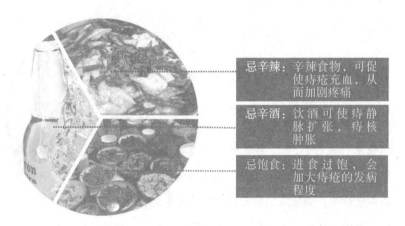

忌辛辣：辛辣食物，可促使痔疮充血，从而加剧疼痛

忌辛酒：饮酒可使痔静脉扩张，痔核肿胀

忌饱食：进食过饱，会加大痔疮的发病程度

图1 痔疮患者立春时的饮食禁忌

节气习俗：立春吃春饼，健康一整年

　　民间素有立春吃春盘、吃春饼、吃春卷、嚼萝卜的讲究，俗称咬春，一个"咬"字道出了立春节令的众多食俗。《北平风俗类征·岁时》这样记载：立春，富家食春饼，备酱熏及炉烧盐腌各肉，并各色炒菜，如菠菜、韭菜、韭黄、豆芽菜、干粉、鸡蛋等，且以面粉烙薄饼卷而食之。现今北京仍然传承这一食俗，所谓"打春吃春饼"。

　　其他地方也有立春吃春饼、萝卜等食物的习俗，实际上是为了养护阳气。春饼里的韭菜是上佳的护阳气的食物，而豆芽有滋润、防春燥的作用，都是立春后比较适宜的食物。同时，要少吃过于辛辣的以及油炸的、烧烤的食物，因为这些食物都可能损耗阳气，导致上火。

02

雨水

YUSHUI

◎雨水是进入节气的第二个环节，毕竟处在『三九天』末梢、春寒料峭、气温忽高忽低之际，生活起居应顺应自然，掌握节气养生的精髓。春季是由冬寒向夏热过渡的时节，正处于阴退阳长的转折期。此时人体经过一冬的收缩，开始变得舒展，毛孔也由封闭状态开始张开。这时如过早脱去冬衣，往往会在不知不觉中感受风寒致病，如流行性感冒、急性支气管炎、肺炎等。

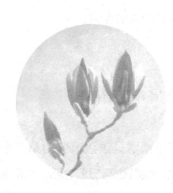

节气解说与气候变化

雨水，立春以后的第二个节气，在每年的2月19日前后，太阳到达黄经330度。此时，气温回升、冰雪融化、降水增多，故取名"雨水"。《月令七十二候集解》这样写道："正月中，天一生水。春始属木，然生木者必水也，故立春后继之雨水。且东风既解冻，则散而为雨矣。"雨水和谷雨、小雪、大雪一样，都是反映降水现象的节气。

雨水节气并不意味雨天的到来，在南国，雨水仍是稀少，冬季风的势力还没有完全退出我国大陆，夏季风没有崭露头角。就在这个时节，第一场春雨来临了，因而称为"雨水"。从此往后，雨水会逐日增多。

虽说雨水之后，气温回升较快，但是冷空气在减弱的趋势中并不甘示弱，不肯收去余寒。毕竟是"三九天"末梢，气温忽高忽低，春寒料峭，也是正常现象。西北、东北依然没有走出冬天的范畴，天气仍以寒为主，降水也以雪为主。

由于雨水季节，天气变化不定，所以，雨水是全年寒潮过程出现最多的时节之一，这种忽冷忽热、乍暖还寒的天气对已萌动和返青生长的作物、林、果等的生长危害很大。同时，这样的天气对人们的健康危害也很大。因此，人们要注意预防感冒等早春流行疾病的发生，同时也要注意个人的保健。

节气养生指南

雨水是进入节气的第二个环节，毕竟是"三九天"末梢，春寒料峭，气温忽高忽低之际，生活起居也应顺应自然，掌握节气养生的精髓。

第一，注意调养脾胃。雨水节气中，地湿之气渐升，且早晨时有露、霜出现。针对这样的气候特点，饮食调养应侧重于调养脾胃和祛风除湿。加上此时气候较阴冷，故可以适当进补蜂蜜、大枣、山药、银耳等适合这一节气的补品。与此同时，雨水时节气候转暖，但又风多物燥，难免会出现口舌干燥、嘴唇干裂等不适，故应该多吃新鲜蔬菜、多汁水果以补充人体水分。

第二，"春捂"很关键。雨水季节，北方冷空气活动仍很频繁，天气变化多端，再加上人体皮肤腠理已变得相对疏松，对风寒之邪的抵抗力会有所减弱，因而易感邪而致病。所以，穿衣方面要根据春季气候变化特点注意"春捂"。尤其是高血压、心脏病、哮喘患者，除了应当继续进行春捂之外，还应采取积极的精神调摄养生锻炼法。

第三，雨天选择室内运动。雨水时节降水开始增多，气温极易变化，即所谓"倒春寒"。因此在雨水时节前后，可减少室外活动，遇下雨或刮风等恶劣天气时，采取室内活动的方式进行锻炼。健身球不为场地所限，是一种非常好的室内健身方式。健身球作为一项新兴、有趣、特殊的体育健身运动，用途和优点很多，健身效果良好，有很好的损伤恢复和康复功能。在锻炼时也比较安全，不容易出现损伤，还可以提高人体的柔韧性、平衡能力和心肺功能。

第四，避免阴郁情绪。天空晴朗，阳光灿烂，可以排解心情抑郁，远离沉闷，让心情愉快起来。然而雨水节气到来，下雨的时候比较多，尤其是南方，这可能会让人心情不好。这个时候，可以多与人交流，多去赏花以悦目，心情就会相对愉快起来，人才会有朝气，有朝气才能有生气，肝才能有活力。除此之外，还要注意少熬夜、少劳累，以免影响身体气机的平衡运行。平时可以多喝春茶来提神。如茉莉花茶、玫瑰花茶、枸杞子茶等，都是让人有生气的好饮料。人参炖鸡、黄芪炖肉等食物，可以益气养肝，帮助我们走出心情的低谷，保持朝气蓬勃的精神状态。

第五，增强身体免疫力。雨水后，致病的细菌、病毒易随春风传播，故春季传染病常易暴发流行。容易诱发过敏性鼻炎、过敏性哮喘、流行性感冒等常见疾病，故应注意锻炼身体，增强抵抗力，预防疾病的发生。另外，肝病也多在春季复发。因为进入三四月以后，常会春雨连绵，湿气较重，而风热和风寒都可能引起肝病复发。由于大部分慢性乙肝复发无症状，因此要及时发现肝病复发，最好的方法就是在气候明显变化的春季定期进行肝功能检查。

小妙招：吃些茼蒿，养养脾胃

随着雨水节气的到来，雪花纷飞、冷气侵骨的天气渐渐消失，而春风拂面、冰雪融化，湿润的空气，温和的阳光和潇潇细雨的日子正向我们走来。雨水时节空气湿润，又不燥热，正是养生的好时机，当然调养脾胃应首当其冲。

春季调肝养脾的食物很多，如糯米、燕麦、高粱、南瓜、茼蒿、四季豆、板栗、红枣、山药等，而在这些食物中，茼蒿是最适合不过的时令食疗菜肴了。

茼蒿性味辛、甘，食之能温脾理气、消食开胃、养心安神、降压补脑，适用于治疗脾胃虚弱、咳嗽痰多、小便不利、脘腹胀痛等症。所以，雨水节气调养脾胃不妨多吃一些茼蒿，能起到很好的保健作用。

许多人只是将茼蒿作为火锅的必备菜品，实际上，除了作为火锅"伴侣"，茼蒿的吃法还有很多，或用开水烫后加入蒜泥、芝麻等凉拌，或将其榨汁，或加入粳米熬粥等都是别具风味的。

不过，《本草逢原》说，"茼蒿气浊，能助相火，禹锡言多食动风气，熏人心，令人气满"，所以，一次不要进食太多。同时，体质虚寒而腹泻者，也要少吃或不吃。

除了饮食调理健脾养胃之外，按摩腹部也是一种好方法。具体做法是：先仰躺在床上，然后以肚脐为中心，用手掌在肚皮上按顺时针方向旋转按摩20次左右即可。也可以通过散步，做一些伸展运动来达到调养脾胃的目的。

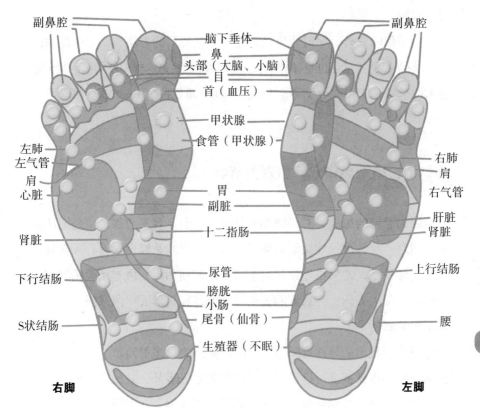

图2 足部反射区示意图

小妙招：脚部保暖的好方法

有句谚语说："寒从脚起，湿从下入。"脚，素有"人体的第二心脏"之称。经络学认为，人体的五脏六腑在足部都有感应点和反射区。足踝以下，双脚共有66个穴位，占了全身穴位的1/10。这些穴位都是五脏六腑精气输注、汇聚的地方。

若是脚部受到湿寒侵袭，五脏六腑必然会受到影响。而且，脚位于人体的最底下，距心脏的位置最远，血液循环最为不畅，所以，脚很容易受到湿寒之气的侵袭。除穿上合适的鞋袜外，每晚睡前还需用温热水浸泡双脚。

除了保暖之外，平时也可以通过"干洗脚"的方法，刺激脚部的穴位，以行气活血，提升自身的抵抗力。具体的方法是这样的：用双手从大腿根部按摩至足踝，再从足踝按摩回大腿根部，重复按摩10~15次就可以了。

小妙招：敲敲风市穴，告别关节炎

因为穿鞋的缘故，对于脚部的保暖，人们不容易忽视。倒是腿部保暖的问题，经常被一些姑娘忽视了。有些爱美的姑娘们眼看春天来到，不顾腿部受寒，便早早地穿起裙子，若是长期如此，风邪便会携湿寒由风市穴位侵入人体，在风邪的长期侵袭下，容易形成"风寒腿"，患上风湿性关节炎等病。

因此，我们应该注意腿部的保暖，腿部的保暖很简单，只要穿上一件贴身的棉质秋裤就可以了。除了注意防寒保暖外，敲风市穴也具有将虚邪贼风拒之门外的功效。风市穴处于大腿外侧，属于胆经上的一个穴位。"市"就是"杂聚"的意思，"风市"就是各种风邪的聚集之地。

敲风市穴很简单，坐着、站着都可以敲，尤其是当我们感觉累了的时候，敲20~30下，便会让健康"随风而至"。

小妙招：体内有湿，喝薏米党参粥

薏米，又叫薏苡仁，民间称为"天下第一米"。薏米具有健脾胃、消水肿、祛风湿、舒筋骨、清肺热等功效，其美容功效是众所周知的。此外，薏米还是一种不可多得的抗癌食材，有首民谣是这样说的："薏米胜过灵芝草，药用营养价值高，常吃可以延年寿，返老还童立功劳。"

党参，味甘性平，具有健脾补肺、益气生津的功效，对于脾胃虚弱、食欲不振、大便稀溏等症具有良好的疗效。《本草正义》记载，党参"与人参不甚相远""健脾运而不燥，滋胃阴而不湿，润肺而不犯寒凉，养血而不偏滋腻"。

若将薏米与党参一起熬粥，则既能健脾胃，又能祛脾湿，还能补气血，实在是一道不错的食疗佳品。

具体做法很简单：取薏苡仁30克洗净后滤去杂质，放入凉水中浸泡2小时；党参15克洗净后切成薄片，粳米200克淘洗干净，然后将三者放入锅中，并加入1000毫升清水。先用大火煮沸，锅开后撇去浮沫，再用小火慢慢熬上约半小时。

等到粥熟后，可依据个人口味放入冰糖调味。再焖煮一会儿后，就可以盛出来吃了。每天拿来当早餐吃很不错，不仅能祛湿健脾，还能补气补血，实在是物超所值的滋补佳品。

当然，并不是所有的人都适合吃这个薏苡仁党参粥。此粥滋补效果虽好，但是大便燥结和气滞、火气大的人不适合吃。

除了薏米党参粥之外，能祛脾湿的食物还有很多，如茯苓、芡实、小米、胡萝卜、冬瓜、莴笋、扁豆、蚕豆、鲫鱼等，在日常饮食中，我们要多吃这类食物。

需注意的是，花椒能散寒除湿，在炒菜尤其是一些如菠菜、芹菜、白萝卜等寒性或凉性的蔬菜时，可以适量放入一些花椒。但是容易上火的人就不必了。

节气习俗：雨水逢元宵，团圆吃汤圆

　　雨水节气附近，往往就是正月十五元宵节。民间过元宵节还有吃元宵的习俗。起初，人们把元宵这种食物叫"浮圆子"，后来又叫"汤团"或"汤圆"，这些名称与"团圆"字音相近，取团圆之意，象征全家人团团圆圆，和睦幸福，人们也以此怀念离别的亲人，寄托对未来生活的美好愿望。"猜灯谜"，又叫"打灯谜"，也是元宵节的一项活动，最早出现在宋朝。因为谜语能启迪智慧又饶有兴趣，所以流传过程中深受社会各阶层的欢迎，可以作为愉悦情志的游戏。

03

JINGZHE

惊蛰

◎惊蛰时节，天气很好，但有的人却感觉到后背凉、痛，四肢凉、麻、胀，这是气不足的缘故。天地之间的阳气生发得过快，人体内的阳气跟不上。尤其是十五天以后的春分，这种情况会进一步加剧。因此，惊蛰前后，补充阳气很关键。

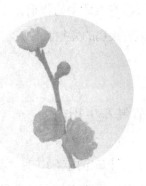

节气解说与气候变化

惊蛰，二十四节气中的第三个节气，在每年阳历3月5日或6日，此时太阳到达黄经345度。"蛰"是藏的意思，惊蛰是说天气回暖，春雷始鸣，钻到泥土里越冬的小动物被雷震苏醒出来活动，过冬的虫卵也要开始孵化。可见，惊蛰是反映自然物候现象的一个节气。

田园人家过惊蛰节气，是以雷鸣为记号，春雨沙沙过后，泥土变得湿润，蛰伏的虫子也钻出了地面。现代气象科学表明，惊蛰前后，之所以偶有雷声，是因为大地湿度渐高而促使近地面热气上升，或北上的湿热空气势力较强与活动频繁。

惊蛰时节，我国大部分地区平均气温已升到零摄氏度以上，西南和华南地区更是融融暖春。与此同时，多种病虫害开始发生和蔓延，田间杂草也相继萌发，故应及时搞好病虫害防治和中耕除草。家禽家畜的防疫也应受到重视。

在农忙上，惊蛰节气有着相当重要的意义。由于各地天气逐渐开始转暖，雨水也恰如其分地降临大地、山川、河流、树木，我国人民自古就把它视为春耕开始的日子。

惊蛰处于冬春交替时期，气温变化幅度加大。要时刻注意气象台对强冷空气活动的预报，当心冷暖变化，预防上呼吸道感染、流感和心脑血管疾病的发生。

节气养生指南

《黄帝内经》曰："春三月，此谓发陈。天地俱生，万物以荣。夜卧早行，广步于庭，披发缓行，以便生志。"意思是说，春季万物复苏，应该早睡早起，散步缓行，可以使精神愉悦、身体健康，概括了惊蛰养生在起居方面的基本要点。

第一，卧则血归于肝。春季万物复苏，应该早睡早起，散步缓行，可以使精神愉悦、身体健康。睡觉的时候，可以采取平卧的方式，避免春困。因为平卧的时候，血液就会充分流到肝内，这是依据中医理论"卧则血归于肝"而来的。而肝的气血供应充足的话，心脑供血就会相应充足，春困便能解决。

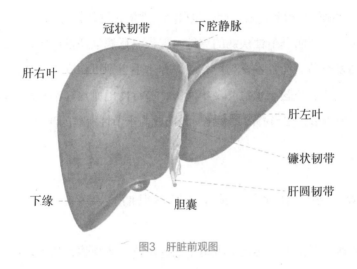

图3　肝脏前观图

第二，伸懒腰提振精神。春天暖洋洋的阳光让人特别想睡觉，特别是下午，工作学习时间长了，人会感到疲乏。这时候伸个懒腰，就会觉得全身舒展。即使在不疲劳时，有意识地伸几个懒腰，也会觉得舒适。伸懒腰可使人体的胸腔器官对心、肺挤压，利于心脏的充分运动，使更多的氧气能供给各个组织器官。同时，上肢、上体的活动能使更多含氧的血液供给大脑，使人顿时感到清醒舒适。

第三，饮食应清温平淡。随着惊蛰的到来，天气明显变暖，饮食应清温平淡，多食新鲜蔬菜及蛋白质丰富的食物，如春笋、菠菜、芹菜、鸡、蛋、牛奶等，以增强身体体质，抵御病菌的侵袭。惊蛰过后，万物复苏，春暖花开，各种病毒和细菌也开始活跃起来。从饮食方面来看，宜多吃富含植物蛋白质、维生素的清淡食物，如菠菜、芦荟、水萝卜、苦瓜、木耳菜、芹菜、油菜、山药、莲子、银耳等食物，少食动物脂肪类食物。

第四，游览春光陶冶性情。青山绿水能给视觉带来一定的冲击力，对视力大有益处。置身于山水之间，放眼望去，会使眼内睫状肌松弛，眼球屈光调节机构放松，预防近视。绿色对眼睛有良性刺激的作用，会使视力敏锐，心境平静。对于在室内蛰伏了一个冬季的老年人来说，踏青更是不错的选择。您可以徜徉游览，从而调剂神经，使大脑皮层中的兴奋和抑制过程得到改善，同时也可陶冶性情，健体强身。

第五，预防季节性疾病的流行。现代流行病学调查证实，惊蛰属肝病的高发季节。而且春季与肝相应，养生不当则可伤肝。此外，在这一节气，流感、流脑、水痘、带状疱疹、流行性出血热等都易流行暴发，因此，惊蛰节气要当心冷暖变化，预防此类季节性疾病的流行。

小妙招：熬夜肝火旺，清粥一味养肝脏

春季常见的肝区疼痛，眼睛干涩，困倦，头顶痛，咽干，口苦，打嗝，腹泻，手脚抽筋，过敏等都与肝有关，是肝应春时的表现。不过，春天虽是肝病的高发时节，但同样也是养护和治疗肝病的重要时节。

熬夜的人通常肝气偏弱。过劳一族第一要维护的就是肝脏。不妨在饮食上吃些养肝食物，例如，将加班的零食换成话梅、杏脯之类，别吃伤肝的甜味夹心饼干；绿色蔬菜也要作为晚餐的必备，白菜、包心菜和菠菜等各式叶菜对应人体的肝胆，能协助器官加速排出体内的毒素。

对于肝气偏弱的朋友，可选择用一些有女贞子的药膳来加以食用，最简单的方法是女贞子与粳米同煮做粥来吃，可达到补肾滋阴的功效。具体做法是这样的：将女贞子10粒用水洗净装入纱布袋，再将粳米110克洗净，放入女贞子药袋，加水一起熬煮。

对于肝火旺的人，则要注意清肝。因为春天人的阳气骤然上升，引动

体内热气，易出现长痤疮、怕热出汗、经期长等症状。这些朋友的养肝方案除了要远离烟酒、禁厚重口味的饮食，宜吃一些滋阴清肝的食品。

在此，介绍一味常见的滋阴清肝火的饮品，那就是菊花茶。菊花有克制燥气的功效。对于肝火过旺的朋友来说，选择菊花是非常明智的选择，每天喝点菊花茶，可有效缓解因肝气生发太过而形成的春困、头重脚轻、流鼻血等症状。

小妙招：喝点小酒，全身暖洋洋

惊蛰时节，天气一般会变得非常晴朗，人们会觉得很舒服。但是人感觉很舒服，气候表现得比较温和，并不见得是好事。因为气候太好，阳气生发过快，人体内的阳气就跟不上，所以惊蛰之后，人们就会感觉到后背凉、痛，四肢凉、麻、胀，而这都是气不足的结果。尤其是15天以后的春分，这种情况会进一步加剧。遇到这样的情况该怎么办？补充阳气是关键。

建议大家要多吃精白面。因为小麦的皮是寒的，小麦的肉是热的，精白面是去了皮做成的面粉，它也是热的，是补气的。除了多吃精米面外，还应该吃一些偏阳性的东西，比如，青椒、韭菜、蒜苗、葱头、豆芽等来养护我们的阳气。

还可以适当喝点酒。但前提是，在您感觉到气比较虚的时候喝。此外最好选择高粱酒来喝，因为高粱酒进入人体以后会使人的后背发热，促使人的脊梁之气上升。

但是需要注意的是，不能吃热性东西的人，即血热的人，不可以喝酒，因为其本身已经热了，再热，阳气就散掉了。所以脸红的人，不提倡吃温性和热性的食物，可以吃平性的和偏凉性的食物。

除吃喝之外，睡觉方面也要注意。尽管春季强调晚睡早起，但是最晚也不应该超过11点，因为11点是胆经当令之时，长期超过这个时候睡觉，必然会导致阳气虚弱。

小妙招：常按足三里，胜吃老母鸡

如果身体比较虚，又不知道怎样才更益于补气，就不妨通过按摩来补气。在此介绍两个穴位：足三里穴和关元穴。

关于足三里穴，有句俗语说得好："常按足三里，胜吃老母鸡。"老母鸡的营养大家都知道，而按摩足三里穴，比吃老母鸡的功效还好。事实上，这个穴位的名字来源，就与其补气功效不无关系：只要按摩此穴，即使疲劳走不动的人，也还可以再走三里路。

对足三里穴进行刺激、按摩和拍打均可。可按照先左后右的原则，先拍打左腿的足三里，后拍打右腿的足三里，由轻到重，有空就多拍拍，不拘时间、次数。拍完足三里后，还可以轻轻拍打两膝各两三百下，然后拍打小腿各两三百下即可。

除了足三里穴，关元穴也可以补气。我们常听到的"丹田之气""意守丹田""气沉丹田"等中的"丹田"，因为这个穴位是男子藏精、女子蓄血之处，同时还是足太阴脾经、足厥阴肝经、足少阴肾经与任脉的交会穴，故统治足三阴、小肠、任脉诸经病。在补肾壮阳、温通经络、理气和血、补虚益损等方面，关元穴均有不可取代的作用。

关元穴的按摩方法是将手掌掌心附着在关元穴上，以腕关节为中心连同前臂做节律性的环旋运动。操作时肘关节自然屈曲，腕部放松。着力面应向顺时针方向，沿圆形轨迹回旋运行，周而复始。顺时针按摩为补益之法。

按摩时的动作要缓和而协调，正常频率一般为每分钟120次左右，按摩关元时动作可再缓和一些，保持频率80～90次/分钟为宜。力量轻、频率慢称为缓摩，亦有补益的作用。每次操作时间应不少于5分钟，以关元穴局部有温热感，并持续向腹内渗透为度，有补益先天元气的作用。

小妙招：美味莼菜汤，血热一扫光

时值惊蛰、春分节气，阳气回升，蛰伏在洞穴中的蚊虫鼠蚁，渐渐从冬眠中苏醒，苍蝇四处乱飞，田间的害虫也纷纷繁殖，病毒和细菌也活跃起来了。这正是疫病滋生的时候。免疫力比较差的人，很容易疾病缠身。惊蛰之后，是流感、腮腺炎、脑膜炎、肺炎等传染性疾病的高发时期。所以惊蛰之后要注意预防病菌的侵袭。

中医认为，在这个季节，要注意身体的调理，尤其要注意清热凉血，以提高人体的免疫能力。中医最常用的板蓝根，科学研究表明，它不具有杀灭菌毒的作用，其功效只是清热、凉血。但它在预防和治疗普通感冒、腮腺炎、流行性脑脊髓膜炎、乙型流行性脑炎、禽流感、急性传染性肝炎、斑疹、丹毒、吐血、衄血、咽喉肿痛、暴发性红眼病等病症都可起到一定的调整作用。

除了板蓝根外，薄荷、菊花、牛蒡子都是非常好的清热药物。当然，还有大家最常见的茄子也具有清热解毒的功效。因此早春时如果经常食用茄子，不仅清淡爽口，对身体也大有好处。另外，春季的莼菜，也是预防各种病毒和细菌的佳品。

根据《本草纲目》的记载，莼菜具有"清渴，热脾，下气止呕，治热疸，厚肠胃，解百毒，延年益智"的功效。《本草再新》也说莼菜可以"疗百毒，清诸疮"。因此在惊蛰这个"百虫抬头"的时节，吃点莼菜也是一种非常适当的养生方式。

莼菜既可炒着吃，也可与鲫鱼、豆腐等一起做菜做汤，其色、香、味俱佳。形态就像碧螺春一样有婀娜之姿，而吃起来在舌尖有些微的弹性，非常令人心醉，是春天里不可多得的一味美味养生菜。

节气习俗：惊蛰吃了梨，病痛都远离

惊蛰之日，在山西、内蒙古等地，民间就有吃梨的习俗，意思是与害虫别离。在乍暖还寒的春天里，气候比较干燥，人们很容易口干舌燥、外感咳嗽。

吃梨可以起到润肺止咳、滋阴清热的功效。梨和"离"谐音，能够了却人们让病痛远离身体的心愿。

梨的吃法有很多，比如生食、蒸、榨汁，或者水煮，特别是冰糖蒸梨对缓解咳嗽具有很好的疗效，而且制作简单方便，平时不妨把它当作甜点食用。

04

CHUNFEN

春分

◎ 由于春分交接的这几天，天气变化剧烈，温度与湿度往往相差很大，气候的骤变会导致人体的平衡失调，因此体弱者容易生病，旧病者容易复发。如高血压、心脏病、月经失调、眩晕、失眠等，都是春分前后的多发病。另外，这个节气也是精神病、过敏性疾病等好发时间。所以，春分前后，要注意避免情绪的波动，多做户外运动，将一切烦恼置之度外，迎风顺气、随风送忧。

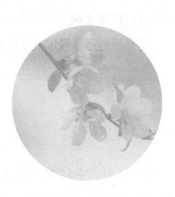

节气解说与气候变化

春分，介于惊蛰和清明之间，在每年的3月20日或21日。春分的意思有两个：一是指一天时间白天黑夜平分，各为12小时；二是指古时以立春至立夏为春季，春分正当春季三个月之中，平分了春季。

春分时节，除了全年皆冬的高寒山区和北纬45°以北的地区外，全国各地日平均气温均稳定升达0℃以上，尤其是华北地区和黄淮平原，严寒已经逝去，气温回升较快，日平均气温几乎与多雨的沿江江南地区同时升达10℃以上。

在北方，会出现大面积的春旱现象，尤其是西北、华北有"十年九春旱"和"春雨贵如油"之说。在冬季雨雪少的时候，冬小麦处于越冬阶段，对缺水的情况不甚敏感。进入3月以后，由南向北，春季作物开始播种，如果此时降水继续偏少，旱象就会明显反映出来，幼苗的处境可想而知。

在华南地区，会有两个雨水集中的时期：一是4～6月的前汛期，从4月初开始，5月中旬进入盛期，每年平均有20场暴雨，6月最多，占暴雨总数的一半以上，而且持续时间长，雨势猛烈；二是7～9月台风降雨形成的后汛期。

由于春分节气平分了昼夜、寒暑，因此人们在保健养生时应注意保持人体的阴阳平衡状态。春分时节要保持轻松愉快、乐观向上的精神状态，还要坚持适当锻炼，定时睡眠，有目的地进行调养。

节气养生指南

古人云："春分者，阴阳相半也，故昼夜均而寒暑平。"在中医看来，春分时节正是调理体内阴阳平衡，协调机体功能的重要时机，因此要把握好养生的好时机。

第一，适时添衣。春分后天气日渐暖和，但昼夜温差较大，不时会有寒流侵袭，而且雨水较多，甚至阴雨连绵。此时要注意添减衣物，注意下肢及脚部保暖，最好能使身体保持微微出汗的状态，以散去冬天潜伏在身体内的寒邪。老人和小孩由于抵抗力较差，容易患感冒或风疹等疾病，因此在适时添减衣物的同时，不妨多晒太阳，祛散寒邪。

第二，饮食平衡搭配。要多吃一些时令菜，孔子在两千年前就告诫我们"不时，不食"，所以如果菜果不在这个季节生长，就不要食用。因为食物的气味只有在生长成熟与节气符合时，才能得天地之精气。春令时菜包括有养阳之用的韭菜，助长生机的豆芽、豆苗、蒜苗、莴苣、葱等；滋养肝肺的晚春水果，如草莓、桑葚、樱桃、青梅、杏、李等。春分的饮食调养，要注意平衡搭配，偏热、偏寒都是不对的。如，在烹调鱼、虾、蟹等寒性食物时，可佐以葱、姜、酒、醋类温性调料，以防止菜肴性寒偏凉，食后有损脾胃。又如，在食用韭菜、大蒜、木瓜等助阳类菜肴时，常配以蛋类滋阴之品，以达到阴阳互补的目的。

第三，养护好肝脏。春天是万物复苏，阳气升发的季节，也是所有生物推陈出新、生机勃勃的季节，人的肝气也随之开始旺盛，同时，肝脏是人体内最大的消化腺，也是体内新陈代谢的中心站。所以春季养肝、护肝是我们每个人都应该重视的。多吃一些味甘性平的食物，如大枣、菠菜。还要注意补充一些维生素和矿物质含量较高的食物，如海鱼、牛肉、枸杞子、豌豆、黄花菜等，以提高人体的免疫功能。此外，脾气大、肝火旺的人不妨多吃一些能够帮助"清火"的食物，如黄瓜、橙子、苦瓜等。

第四，调理情志。春分时节，人体的血液和激素活动正处于相对的高峰期，而多变的气候容易导致人体的平衡失调，诱发高血压、心脏病及月经失调，所以要避免情绪的波动，应该多去户外散步、踏青，使情绪保持愉悦舒畅，才能与"春生"之机相适应，符合春季保养"生机"的道理。

第五，运动护正气。春天是万物复苏，风和日丽的季节，这对人体健康非常有益，应尽量参加体育活动，如散步、郊游、放风筝、打太极拳等，有助于阳气升发、强健身体各个脏腑的机能。但是春季运动一定要适度，不宜太剧烈以致大汗淋漓，因为出汗过多会导致津液的大量丢失，损伤人体正气。

小妙招：揉一揉小腹，气血就平衡了

春分时节，随着阳气越来越盛，大量气血在从里向外走的过程中，容易出现"拥堵"现象，从而引发故疾。这就好比上下班的时候，路上是最容易堵车的时候，身体本来就有问题，而此时气血运行受到阻碍，就会使病症越发明显。说白了，就是气血瘀阻，导致旧病复发。该怎么办呢？气血不通，那就疏导。中医认为，肝主疏泄，疏导的功能自然应该落实到肝上。

在情志上，应注意保持情绪的平衡。顺应情志去抒发，但要有节制。心中喜悦，笑出来，但不能笑个不停；心中悲哀，哭出来，但不能哭得死去活来。无论是哪一种情志，太过就会影响肝脏的疏泄，不利于气血平衡。

在饮食上，宜清补而不宜浊补，多吃一些青色的食物可以起到养肝的作用。由于经过了一个冬季的进补，导致肝脏积聚了大量的油脂，因此这个时候需要将淤积于体内的垃圾先清理出来，否则，再好的东西也吸收不进去。

在起居上，不管是工作还是娱乐都要适度。过度劳累会损伤机体，过度安逸也会导致气机闭阻。因此，不要过久地看书、看电视、看电脑，否则容易出现血虚不能润目，如果双目干涩；不要长时间卧床，否则"气为血之帅"，易出现气机流通不畅，则气血瘀滞。

除了以上这些需要注意的，还可以重点按摩指尖和小腹，以帮助气血的运行。这是因为在手指头的两侧，分布着人体经络的井穴，每只手各有6个井穴,井穴一般是经络的端点。如果说人体的经络是一条流动的河流,那么井穴便像水流开始的泉源,所以捏揉手指尖能够起到疏通经络、调节阴阳的作用。

而小腹是人体的中心,对平衡人体气血起着关键作用。春天的时候,气血开始从腹部向外发散,而按摩小腹,有助于打通经络、调节气血,让阳气得以更好地生发。

经常以手掌心的劳宫穴去按摩小腹至发热,可以养元补气,滋阴培阳。在春季揉小腹的时候,以每天的早中晚各揉一次为宜,先逆时针,后顺时针,最少以36圈起,或36的倍数,揉的力度要适中。

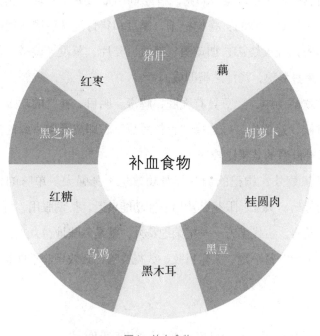

图4 补血食物

小妙招:枸杞黑豆汤,喝了眼睛更明亮

春分时节,随着身体阴阳的此消彼长,与春天有关的疾病也多了起来，特别是眼病的患病率相当高。无论是哪家医院，只要开设有眼科的，大都患者较多，其症状主要表现为眼睛干涩、发痒。怎样预防这种疾病呢？中医认为，应从调肝补肾入手。

肝开窍于目，肝是眼睛的根，只有肝的精气充足了，眼睛才能黑白清晰，炯炯有神。如肝火上炎，可见双目肿赤；肝虚则会双目干涩、视物不清，重则患青光眼、白内障、视网膜脱落等。

而肾为肝之母，肝肾同源，肝在五行属木，肾在五行属水，水能生木，也就是说肾的气血充足，才能维持肝的正常功能。

在此，介绍一款养肝明目功效显著的美味汤——杞豆排骨汤。具体原料包括枸杞子20克，黑豆30克，猪骨300克，姜片、葱段、精盐、黄酒各适量。做法是这样的：将枸杞子、黑豆和猪骨洗净后同入锅中，加适量清水，先用大火烧沸，加黄酒、精盐、姜片、葱段等调料，再改用小火煨炖至黑豆烂熟，汤汁黏稠即成。

在这款靓汤中，黑豆具有强肝、解毒、明目、补肾的功效。在选择黑豆的时候，建议您最好选择"青仁黑豆"，即皮黑肉青绿的黑豆。这样的黑豆补肝肾的效果比较好。

除了黑豆外，枸杞的调肝补肾功效也十分强大。单味的枸杞子浸酒，能治劳伤、头晕、眼花以及男子性功能衰迟，长期服用，可使肌肤润泽，延年益寿。古代名方——杞菊地黄丸，就是六味地黄丸加枸杞子、菊花而成，主治肝肾不足、头晕目眩、久视昏暗，其效果非常理想。

小妙招：美容养颜有何难，穴位按摩帮你忙

万物复苏，人体内的阳气越来越旺盛，不再像冬季一样需要打边炉以补阳。部分年轻人在此季节依旧喜欢食用羊肉、牛肉等食物，或是偏好火锅以及辛辣口味，从而导致肝脏血热，以至于多有上火、双目干涩、痤疮等症状。有些人则趁着阳气生发之际，大肆发泄精力，

经常熬夜加班，结果导致脸色暗沉、黑眼圈等。面对这些问题，该怎么调理呢？

除了饮食上清淡一些，少吃温热食物，多注意正常作息之外，还可以通过点按穴位来缓解不良症状。在此特别要介绍一个穴位，叫作四白穴。

四白穴位于人体面部，瞳孔之下，当眶下孔凹陷处。由于此穴位是胃经的循经的上口，而胃经是一条多气多血的经络，所以点揉四白穴，就能够把胃经的气血引到眼部，从而达到了明目的效果。

对于上学的孩子，可以通过按摩四白穴来治疗近视；而对于中年人，则可通过此法防止黑眼圈。此外，如果有人经常眼睛痒，或者胀痛，也可揉四白穴。

四白穴也叫"美白穴""养颜穴"。每天坚持用手指按压它，然后轻轻地揉3分钟左右，您会发现脸上的皮肤开始变得细腻、白皙。

合谷穴，此穴位是大肠经上的原穴，是大肠经的一个总开关。中医有"颜面合谷收"的说法。这个开关打开之后，颜面的气血将得到有效的补充。另外，合谷穴还具有升清降浊、宣通气血的功能。

合谷穴的按摩方法。用自己的右手握住左手，右手的拇指屈曲垂直按在合谷穴上，作一紧一松的按压，频率约为每2秒一次，即每分钟30次左右。重要的是按压的力量需要较强，穴位上面要求出现酸、麻、胀，甚至有窜到食指端和肘部以上的感觉，即"得气"现象为好，这样才能起到防病治病的作用。轻轻地按摩不会起到很好的作用。但是经络的敏感程度因人因病而异，所以也要辨证论治，恰到好处。一般稍加练习是不难达到的。

另外，要特别注意的是，体质较差的病人不宜给以较强的刺激，孕妇也不要轻易地按摩合谷穴。

节气习俗：春分吃春菜，合家都健康

　　每年春分时节，春雷始发，万物复苏，恰恰是吃春菜的好时节。古时在岭南四邑的开平苍城镇的谢姓，有个不成节的习俗，叫作"春分吃春菜"。所谓的"春菜"是一种野苋菜，又叫作"春碧蒿"。

　　每到春分这一天，全村人都会在田野中搜寻一种嫩绿的，约有巴掌那样长短的春菜。采回的春菜与家里的鱼片一起"滚汤"，称之为"春汤"。在民间，对于吃春菜的习俗还流传着这样一个顺口溜："春汤灌脏，洗涤肝肠。阖家老少，平安健康。"

清明

◎清明时期，人体肌肤腠理舒展，五脏六腑因内外清气而润

濡，人们宜多到户外运动，如晨运、登山、踏青、郊游等，

而且宜加大运动量。清明过后雨水增多，气候潮湿，容易使

人产生疲倦嗜睡的感觉。同时，此节气中不可对肝脏进补。

按传统中医养生理论，肝属木，木生火，火为心，而心脏在

此节气中会过于旺盛，所以这一段时间是高血压的易发期，

高血压患者对此要高度重视。

节气解说与气候变化

清明，农历二十四节气之一，在每年4月5日前后，此时太阳到达黄经15度。《岁时百问》云："万物生长此时，皆清洁而明净，故谓之清明。"清明不仅是一个节气，它还是我国最重要的传统节日之一。

我国北方大部分地区，气温回升很快，正是桃花初绽，杨柳泛青，暖风拂面，一派明朗清秀的景致。但是由于降水稀少，干燥多风，是一年中沙尘天气较多的时段，所以，预防森林火灾显得十分重要。

此时，长江中下游地区降雨明显增加，"清明时节雨纷纷"，正是唐代著名诗人杜牧对江南气候特色的真实写照。充沛的水分一般可满足作物生长的需要。在黄淮平原以北的广大地区，清明时节降水仍然很少，对开始旺盛生长的作物和春播来说，水分常常供不应求，雨水显得十分宝贵。

清明前后的华南地区，虽说时值三月，本应是风和日丽，但在这乍雨还晴、似寒又暖的日子里，仍然时有冷空气入侵。一旦受到冷暖空气交汇形成的锋面影响，就会出现较大的降水。

清明时节，要注意肝和肺的保养，对呼吸系统疾病尤其是花粉过敏症状也要重视。平时保持乐观的心情，早睡早起，经常散步，多呼吸新鲜的空气。

节气养生指南

清明，乃天清地明之意。人应四时，春季万物生长，机体也是如此。由于清明时节的风比较干燥，而人体内肝火旺盛，由此而容易引起口干、鼻干等症状。在这个季节里除了要注意保暖，还要多饮水，饮食方面要以平肝补肾润肺为主，以健脾扶阳祛湿为食养原则，做好以下防护。

第一，清明前后重养肝。春天的微风已经吹来，寒冷的冬天已离我们渐渐远去，此时尤其要注重养肝。肝在春季对人体起着非常重要的作用，因为肝有抒发的作用，可以调节气机，让你气血往外走。此时，最好别生郁闷，因为自然界万物都在生发，你一郁闷，肝气就要受影响，气血就不能够顺畅地生发。饮食方面，也可以吃些利于肝脏生发、疏泄、养阴的食材，如荠菜、韭菜、菠菜等绿色蔬菜，但是需定时定量，不可暴饮暴食。此时，各种慢性疾病易复发，因此，有慢性病的人要忌食易动风生痰、发毒助火助邪之品，如海鱼、海虾、海蟹、咸菜、竹笋、毛笋、羊肉、公鸡等"发物"。

第二，避免情绪激动。清明节是重要的祭祀节日，许多人难免悲伤。不过，悲伤过度则对身体健康不利，尤其是患有高血压、冠心病的人更应控制情绪，以防旧病复发。另外，春暖花开之际，也是多种精神疾病的高发期，再加上清明扫墓容易使人情绪低落、抑郁，诱发精神疾病。因此，人们在清明前后不要过于悲伤，保持稳定的情绪和舒畅的心情。

第三，夜卧早起，广步于庭。随着春天的到来，人体内的气血会逐渐往外走，早起晚睡，有助于阴气的避藏，有利于气血的恢复。"广步于庭"，是说人们要经常到外面去散散步，感受一下大自然万物生发的气息。在春风和煦的日子里，健走、慢跑等相对安静的运动可以稳定情绪，消除疲劳，而且还有改善心肺功能、降低血脂、提高身体代谢能力的保健作用。值得注意的是，春季运动养生对于年轻朋友而言可能更为简单易行，但对于中老年人而言更要科学合理，有针对性。建议年长者选择一些太极、五禽戏、八段锦等具有保健养生功效的气功功法来习练。

第四，注意高血压。春季是万物复苏的季节，一些旧病也开始复发，如高血压、精神病等在春天都是高发病，谓之犯老病。春天人们普遍容易肝气较盛，肝火旺，人便急躁易怒，而高血压最忌发怒。特别是由于季节的关系，没有高血压的人，春天血压也会有所上升，高血压患者自然更要留神血压警报。现代医学研究表明，外界的不良刺激，长时

035

间的精神紧张、焦虑和烦躁等情绪波动，都可导致和加重高血压病的症状。因此，要特别注意。

小妙招：独立通天式，提升阳气有精神

俗话讲，一年之计在于春，一天之计在于晨。春天和早晨是阳气升发的关键时刻，而阳气升发的好坏决定着您接下来一年或一天的身体状态。因此，我们应该时刻保持着饱满的精神。但是有的人却精神不振，哈欠连天。到了清明，情绪就更加低落了。为什么会如此呢？

这是因为胆经受阻，不能升发阳气的缘故。中医经典说："凡十一脏取决于胆"，胆阳能带动五脏六腑之阳气上升。如果赶在春天阳气升发之时，胆阳出了故障，阳气不能顺畅升降，就会表现出萎靡之状。怎么改善这一状况？一个小妙招：独立通天式！

具体的做法是这样的：双脚并拢直立，右脚站稳，左腿弯曲向上抬，膝盖向外展，用左手抓住左脚腕向上提，把左脚踩在右大腿的根部。如此金鸡独立，保持身体平稳后，双手合十，然后慢慢地把手臂举起，向着天空伸直。

如果开始做不到，就可以先靠到墙上做，下面的脚掌踩实，找稳固的感觉。上肢则充分地伸展，把意识放在手指尖上，想象气血升发、向上肢延伸。保持这个姿势，能坚持多长时间，就保持多长时间。

通常，用不了1分钟，就会感觉指尖发热、手心出汗、全身暖暖的，这便是气血升发上来的表现。这个时候，你会发现自己的脸色红润了，精神也振奋了。

春天精神不好，通过这个方法可以得到改善。早起做上几分钟"独立通天"，就能通畅经络，促进气血升发，让你一天都精神。而且随着阳气的升发，人会越来越积极、活跃，所以这一招很适合消极、内向、沉闷的人练习。

不要小看这个姿势，效果可不简单。这个体式能打通下肢的6条经络，增强肝、脾、肾等脏器的功能，能很好地延缓衰老。同时，这个动作能伸展到上肢的多条经络，可以改善颈肩的各种不适，对肩周炎和颈椎病都有很好的疗效。

所有深受工作压力折磨的都市白领们都可以尝试一下。老人家身体条件若是允许，也可以试一试。

小妙招：五招做好，鼻炎来不了

阳春三月，邀上好友，郊外踏青，愉悦身心，强健体魄，真是惬意之极。但是就在大家尽情享受自然春光的时候，有些人却出现打喷嚏、流鼻涕等过敏性鼻炎症状。

中医认为，过敏性鼻炎是因为体内肺气不足，气机不畅，肺中的寒气无法排出导致的。肺气虚往往跟脾脏虚有关。

这样看来，过敏性鼻炎跟肺内有寒有关，所以关键在于祛寒。了解了症状的本质，事情就好办了，我们就可以有针对性地来解决问题了。

第一，在日常饮食上要多吃一些散寒的食物，如大葱、大蒜、洋葱、生姜、紫苏等。避免食用虾蟹等寒凉食物，更不要吃冰激凌、喝冷饮和冰镇饮料。如果食用螃蟹引发过敏，可通过吃紫苏来化解。

第二，在起居上要注意保暖，不给寒气偷袭人体的机会。刮风天气尽量减少外出。出外踏青时最好戴上一个干净的口罩，以防花粉、化学粉尘等刺激物进入口鼻。同时，家中要经常开窗通风，保持空气清新，被褥也要经常换洗，防止尘螨等滋生。

第三，按摩神阙穴，帮助祛寒。所谓神阙穴，也就是肚脐眼。这个穴位很重要。五脏六腑、四肢百骸、五官九窍、皮肉筋骨都与神阙穴相通联。按摩神阙穴，不仅可以调理过敏性鼻炎，而且对于关节炎、中风、水肿、荨麻疹等病也都有很好的辅助治疗效果。将双手搓热，稍稍用力顺时针按摩50次，再用手逆时针按摩50次即可。

表1 各种类型鼻炎鉴别表

症状＼类别	过敏性鼻炎	单纯性鼻炎	肥厚鼻炎	慢性鼻窦炎	干燥萎缩性鼻炎
鼻塞	阵发性喷嚏多	间歇性交替性	持续性	常有	常有、单一、轮流大
鼻涕	清水状涕多	黏液成黏浓涕	较稠厚	大量流浓涕	大量流青绿色脓性分泌物堆成痂皮
嗅觉减退	发作时减退	轻微或无	轻微	常有	常有
头晕头胀、记忆力减退	发作时有	轻微或无	轻微	常有	常有
病理	鼻黏膜苍白、水肿、分泌物呈酸性	黏膜至慢性充血及肿胀	鼻腔干燥易出血、血肿腺体萎缩、纤毛脱落	黏膜肥厚带呈息肉样变	黏膜、骨膜平滑肌和下鼻甲骨萎缩、鼻咽部干燥异味感
鼻腔改变	下鼻甲红肿稍滑、收缩尚好	鼻黏膜花白水肿	下鼻甲肥厚，表面不光滑	中鼻肥大、中鼻道嗅沟有积脓样涕	黏膜下纤维组织增生，鼻甲增生

第四，熬制中药——鹅不食草。中医常用鹅不食草治疗感冒、鼻塞不通、鼻息肉、百日咳、慢性支气管炎、疟疾等病症。具体做法：选新鲜的鹅不食草15克清洗干净后，放入药罐中加入适量的清水煎汁。取汤汁滴入鼻腔中各4～5滴，同时将剩下的汤水直接饮用即可。需要注意的是，在将汤汁滴入鼻腔时，会喷嚏不断，这是正常的排寒现象，无须担心。

第五，饮用花茶。饮用花茶不仅能促进阳气生发，同时也不失为一种散发体内寒气的好方法。像茉莉花茶能"去寒邪、助理郁"，是春季饮茶之上品。春困发作时喝上一杯茉莉花茶，不仅能健脾安神，还能提神醒脑，让人有种神清气爽之感。

小妙招：血压高了，可用食疗

一到春季，许多人会出现头痛、眩晕、失眠、健忘等不适症状。到医院检查身体，发现血压高了。为什么会这样呢？因为春季是肝气向外舒展的季节，而肝脏的主要功能是调节全身的气血运行，如果肝气郁结无法向外排出，人体气血运行便会出现紊乱的现象，进而诱发高血压等疾病。那么，我们该怎么调理呢？

在日常生活中做到以下三点：首先，保持心情舒畅。其次，进行适量的和缓运动。最后，注意保暖。除此之外，我们还可以通过吃一些降压食物，或进行穴位按摩来改善血压升高的状况。

就清明时节来说，有味时令蔬菜具有相当好的降压效果。那就是荠菜。荠菜不仅是美味可口的蔬菜，它的药用价值也是十分广泛的，被誉为"菜中甘草"。中医认为荠菜味甘性凉，归肝、脾、肺经，有凉肝明目、利湿通淋、降压止血的功效。

可以将荠菜和芹菜一起煎汤，或切碎后直接泡茶，或凉拌、熬粥、炒菜、包饺子等。不论何种做法，都是望之色泽诱人、食之味道鲜美，并且还能养护肝脏、降低血压。

除了吃荠菜降血压外，按摩脚底下的涌泉穴也是降低血压的好方法。涌泉穴是人体中最低的穴位，是足少阴肾经的起点，是肾经的井穴，位于心肾两经相交的地方。涌泉穴位于肾经上，能治疗肾病和经脉循行部位的病症以及与肾相关的肝、脾、肺、心等脏腑病症。

按摩涌泉穴的方法有很多，可以用指腹在穴位上轻推，也可以直接在穴位上轻揉，还可以用整个手掌在穴位上擦。按摩时一定要注意用力要轻，每次四五分钟，稍有感觉就可以了。最好早晚各一次，持之以恒便能收到良好的效果。

除了按摩涌泉穴，按摩内腕横纹上三指宽中央处的内关穴、内踝突上3寸的三阴交穴、脑后的风池穴、外膝眼下3寸的足三里等穴位也是降压的好方法。

小妙招：健脾祛湿，赶跑春天的瞌睡虫

有些人认为，春困是睡眠不足的缘故，只要多睡觉就可以了。但事实上，"春困"和睡眠时间并没有多大联系，单纯地靠增加睡眠来消除春困是难以奏效的。一般情况下，成人每天睡7～8小时就可以了，过多的睡眠反倒会让人精神状态越来越差，同时还可能出现记忆力减弱、健忘的现象，严重的还会直接诱发心脑血管疾病。

中医认为，春困是由人体的肝气和脾湿两者联手造成的。一方面，春季是肝气主导的季节，肝气旺盛，会导致脾胃虚弱。另一方面，清明时节雨纷纷，湿气较重，人体因阳气生发，皮肤腠理疏松，湿气趁机进入体内，使脾胃受困，运化无力，清阳无法上升，于是人体就如同被堵住源头的湖水，失去鲜活，变得困顿无力。

中医上讲，清气不升便不能养神，而浊气没有下降，便会蒙蔽心神，人自然也就会变得头昏欲睡。所以典籍中有"脾胃受湿，沉困无力，怠惰嗜卧"的说法。由此看来，祛除脾胃湿气才是解决春困的根本办法。

在此推荐一味粥，解决春困很有效，那就是扁豆莲子粥。这款粥包括的材料有20克白扁豆，15克莲子，10克银耳，100克粳米。具体做法是这样的：把银耳用冷水泡发后撕成小片备用，白扁豆、莲子、粳米洗净后连同银耳一起放入锅中，加入适量清水后，开始用大火煮，大约半小时后，改用小火再慢慢熬，等到粥好关火即成。

白扁豆性甘味微湿，归入脾胃二经，有健脾和胃、化湿利尿、消肿、和中益气的功效，可主治脾胃虚弱、呕吐、胸闷、腹胀、白带过多、小儿疳积等病症。而莲子是公认的老少皆宜的滋补佳品，其性平味

甘，入心、脾、肾经，能清心安神、醒脾开胃、益肾固精，主治脾虚久泻、多梦失眠、心神不宁、健忘、高血压、小便不利、肾虚遗精、妇女崩漏带下等症。春季常喝此粥，不仅能祛除脾胃湿气，还能健脾和胃，轻松赶跑瞌睡虫。

节气习俗：清明禁烟火，寒食养精神

寒食节，又称"禁烟节""冷节""百五节"，在清明节前一两日。这一天，初为节时，禁烟火，只吃冷食。在后世发展中，逐渐添加了祭扫、踏青、秋千、蹴鞠、牵勾、斗卵等风俗，寒食节前后绵延两千余年，曾被称为民间第一大祭日。

寒食节是汉族传统节日中唯一以饮食习俗来命名的节日。古时，寒食节禁止烟火。这一切的活动，皆为纪念春秋时期晋国名士介子推。因介子推被活活烧了三日，百姓十分悲痛，故民间以禁烟火的方式悼念他。

06

谷雨

GUYU

◎谷雨时节，人们的脾胃消化功能一般比较旺盛，有利于营养的吸收，使身体能够适应下一季节的气候变化。但这一时期也是胃病的易发期，因为，脾胃好，食欲增，易于饮食过量，损伤脾胃。因而，提醒大家，尽管食欲大增，每顿饭也要保持七八分饱，切忌暴饮暴食。每天坚持按摩足三里穴，有助于平衡协调饮食，是健脾保健防病的最好方法。谷雨节气中雨水较多，注意防治风湿性腰腿痛等疾病。

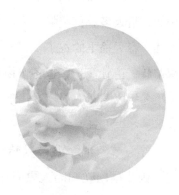

节气解说与气候变化

谷雨是二十四节气中的第六个节气，在每年4月20日或21日，此时太阳到达黄经30度。《月令七十二候集解》中说，"三月中，自雨水后，土膏脉动，今又雨其谷于水也……盖谷以此时播种，自下而上也"。谷雨，一言以蔽之，就是雨水充沛，百谷生长之意。

谷雨跟早春二月时的雨水相比，虽同有一个"雨"字，但在含义上却有着很大的不同。雨水节气，不见雪花飞舞，静听春雨无声，意味着黄河中下游地区开始下雨。而谷雨来自古人的"雨生百谷"之说，此时的降水对农作物的生长极为重要。不过，谷雨的"谷"字不单是指谷子这一种庄稼，而是所有农作物的总称。

长江中下游、江南一带，雨水开始明显增多，对水稻栽插和玉米、棉花苗期生长有利。华南地区，随着冷空气与暖湿空气的交汇，往往会形成较长时间的降雨天气。在云雨中挟裹着的强对流天气，不仅会带来冰雹、雷暴等灾害性天气，而且还会伴随短时间的、局地的大暴雨或特大暴雨，造成江河横溢和严重内涝，时间较长的暴雨还会引发泥石流、山体滑坡等灾害。

谚语云："清明谷雨雨常缺"，在这两个节气期间，雨水紧缺。谷雨期间，晴天多、日照强、蒸发大、多风沙、空气干，此时的雨水更是贵如油。春天播下的谷子、玉米、高粱、棉花、蔬菜等，要有雨水才能根深苗壮，苗壮成长，越冬作物冬小麦、油菜等进入成熟期也需要雨水，如果冬季降雪少，更容易出现旱象。再加上土壤干燥、疏松，极易引发大风、沙尘天气。

谷雨节气的气温虽以晴暖为主，但是早晚仍然有时冷时热的情况，因此早出晚归的人更应加倍小心地呵护自己，避免不必要的疾病发生。

节气养生指南

由于谷雨时节脾气旺盛，此时也是身体补益的大好时节，养生要做到早晚适当"春捂"，饮食上宜少食酸味，多食甘味食物，忌食冷腻食物以养脾。顺应天时调节不良的情绪使肝经舒畅，小心花粉过敏及风湿病等复发。其具体做到以下几个方面。

第一，心随自然。谷雨是春季的最后一个节气，大地郁郁葱葱，百花竞艳，一片春意盎然，可以说是一年中大自然最为美好的时候。俗话说，"心随自然"，人的心情和精神状态也达到一年中最佳状态，日常起居遵循自然节气的变化进行调养。

野外春风和煦，光线适宜，使人产生一种非常舒适的感觉，由于紧张工作而产生的疲劳感觉，也会因此而消散。另外，可以使人的心跳和呼吸放慢，从而使心肺得到休息。经科学测定，在野外，每分钟心脏跳动比在城市要减少4～8次，个别情况可减少14～18次，呼吸可减少2～3次。

第二，进补要适当。谷雨到时，已是暮春，绝大多数地区多大风天气，因此，人体容易流失水分，抵抗力也会随之下降，诱发或加重感冒及常见慢性病。于是，补水就显得特别重要。晨起喝杯水不仅可补充因身体代谢失去的水分、洗涤已排空的肠胃，还可有效预防心脑血管疾病的发生。

暮春时节，在适当进食优质蛋白类食物及蔬果之外，还可饮用绿豆汤、赤豆汤、酸梅汤以及绿茶，防止体内积热。但是不宜进食羊肉、狗肉及辣椒、花椒、胡椒等大辛大热之品，以防邪热化火。

第三，防旧病复发。谷雨后，降雨增多，空气中的湿度逐渐加大，所谓"百草回芽、旧病萌发"，所以，每到春夏之交，是各种疾病容易作乱的时机，要格外注意防病。同时，谷雨节气后，常有大风天气，影响人体的神经系统，使人感到紧张、烦躁，导致神经痛高发，如坐骨神经痛、三叉神经痛、肋间神经痛等。

第四，防花粉过敏。谷雨前后，由于天气转暖，人们的室外活动增加，尤其是在北方地区，桃花、杏花相继开放，杨絮、柳絮四处飞扬，过敏体质者很容易出现脸部红肿、打喷嚏、流鼻涕等不适。为此，应格外注意防止花粉症及过敏性鼻炎、过敏性哮喘等。在饮食上减少高蛋白质、高热量食物的摄入。

小妙招：打个秋千，不再腰疼

古人说："打个秋千不腰疼。"常做倒退运动，能使平时很少活动的腰部活动开，可以用于预防、缓解腰椎间盘突出。

而荡秋千时，身体正是随着秋千前后摆动，处在前进和后退急速变化的状态之间，这样，可以协调身体的平衡性，在快速变化中使腰部受到反复刺激，腹部肌肉有节律地收缩、放松，不知不觉中就增加了腰腹部力量。

从这点来说，打秋千确实能起到避免腰疼的作用。因此，经常荡秋千的朝鲜族人，很多都身板儿硬朗，这与他们长时间荡秋千是分不开的。

荡秋千要讲究方法：两手握绳手心相对，与胸同高。两臂自然弯曲，荡者可站在或坐在板上。由后上方向前摆时，屈膝下蹲，前摆过垂直部位时，两腿蹬板，并逐渐伸直，向前送髋，挺腹。

由前上方向后摆时，屈膝下蹲，后摆过垂直部位时，臀部向后上方提起，逐渐蹬直双腿。双手随前后摆荡而用力。荡秋千，主要靠腰部、臀部的力量向前、向后摆荡。

小妙招：按摩舒肝气，告别抑郁

春季多抑郁，这并不奇怪，基本上都是由于肝郁所致。肝气不疏，郁结不畅，会使人经常生气发怒，情绪失控。

肝属木，木的性格是舒展的，尤其是在春天，各种树木都伸展枝条，在风中轻轻摇摆。树木只有这样才能茁壮成长，肝也需要这样才能健康。肝气郁结，就好比把一棵树罩住，使其无法随心所欲地抽条、生长。

许多抑郁症患者都选择了自杀，就是因为情志始终难以舒畅。实际上调理肝气，是可以缓解春季抑郁的。核心就在于调理肝的疏泄功能，让肝气舒展开来。

具体做法如下。

第一，远眺。这个方法似乎没有什么技术含量，但却可以起到舒缓和振奋精神的作用。这种心情的顿然放松，其实就是舒展肝气。

第二，梳头。梳头是中医养生中一种简单实用的养生保健方法。能疏通气血，散风明目，荣发固发，促进睡眠，对养生保健有重要意义。建议使用木质的梳子，或者以十指代替梳子。

第三，按摩十宣穴。十宣穴位于十个手指尖端的正中，左右手共十个穴。宣即为宣泄，刺激十宣穴，最能调节情志，怡神健脑。用拇指的指甲用力反复重掐，以有酸痛感为主，刺激总时间每次以不超过5分钟为宜。

小妙招：按摩这些穴位，拒绝风热感冒

谷雨这个季节，流行风热感冒。在此，介绍一个小方法，可以预防和辅助治疗风热感冒，那就是按摩大椎穴。

大椎穴，古人称之为"诸阳之会"。这个穴在背部的最高点，背部本来就是阳面，所以大椎堪称阳中之阳。而且，它是督脉与手部三阳经的交会穴，所以阳气非常足。

这个穴位对于改善肺呼吸功能等都有很好的作用。最显著的就是泻热了。中医典籍记载，大椎穴具有治疗伤寒热盛、身痛寒热、风气痛、五劳七伤、风劳食气等症的效果。

因此，在谷雨这个风热感冒多发的季节，不妨经常按摩大椎穴。

尤其是有高烧、发热等症状，可以按摩这个穴位。按摩大椎的手法有按法、揉法和搓摩法。

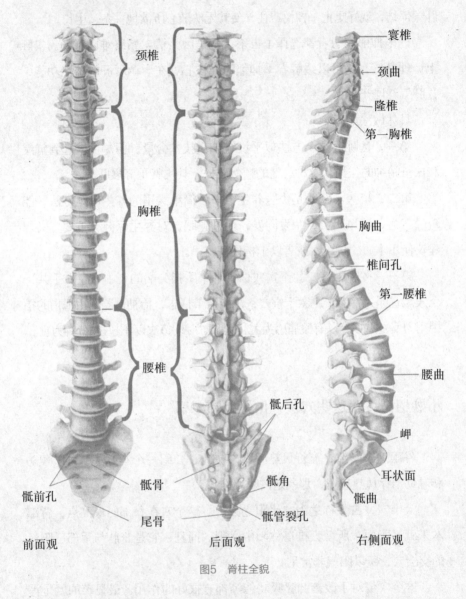

颈椎

胸椎

腰椎

骶前孔　　　　　骶骨

尾骨

骶后孔

骶角

骶管裂孔

寰椎

颈曲

隆椎

第一胸椎

胸曲

椎间孔

第一腰椎

腰曲

岬

耳状面

骶曲

前面观　　　　　　　　后面观　　　　　　　　右侧面观

图5　脊柱全貌

　　第一，按法。按摩时首先应深呼吸，然后在气止时用食指缓缓用力按压穴位，缓缓吐气；持续数秒，再慢慢放手，如此反复操作。

　　第二，揉法。先以食指和中指或其中一指着力于穴位上，做轻柔缓和的环旋转动。

第三，搓摩法。首选用食、中、无名指轻揉，压力均匀放在穴位上，再盘旋抚摩。

根据自身情况，选用上述一种方法或两三种组合起来，每次按摩10～15分钟为宜。此法适用于各种人群，而且不拘于时间，一天做1～2次即可。

需要提醒的是，年幼、年老和骨质疏松的人，在按摩过程中手法一定要轻柔，避免挫伤颈椎。

除了大椎穴外，风池穴、曲池穴、鱼际穴以及合谷穴都是防治风热感冒的常用穴位，也要经常按摩为好。

小妙招：肚子肥了怎么办？敲打大腿减减肥

谷雨是胃经气血最旺的时候，此时可以调节胃经。在此介绍一个按摩手法，那就是敲打和搓揉腿部的胃经。此经络按摩方法的优势在于具有双向调节的作用，能够使瘦弱的人肌体丰盈，使肥胖的人体重恢复到正常状态。

胃经是走在我们大腿正前侧的一条经络。其他的经络，或者多血少气，或者多气少血。而胃经的特点却是多血多气，因此人们称之为"长寿经"。那么具体该怎么操作呢？方法其实很简单。

保持端正坐姿，双手掌心向下，平放于大腿上。然后，右手握举用力敲大腿，而左手来回用力搓。接着，赶快换手，换成左手敲，右手搓。习惯了之后，慢慢加快速度。如此反复进行即可。

这套手法既能使头脑变灵活，又调节了肠胃，还能减肥，真可谓一举多得。长期坚持，还能提高全身的协调性。

对于办公室的都市白领，可以经常这样敲一敲，揉一揉，以促进脾胃运化，改善头脑供血不足。脾胃是主思虑的，脾胃虚了，人的脑子就不爱转了。所以多去敲一敲脾经、胃经，脾胃的气血足了，头脑就会比以前更灵活。

节气习俗：谷雨宜吃春，滋润又杀虫

食椿，又名"吃春"。谷雨前后是香椿树萌发嫩芽的时节，这时的香椿醇香爽口，家里有菜园的人家，踩着木梯采摘下来做成香椿炒蛋，其美味是很多人儿时最珍贵的记忆。人们之所以喜欢吃香椿，不外乎有两个原因：一是香椿有一种独特强烈的香味，吃起来清脆爽口，口留余香；二则与季节有关，此时气候干燥，人的食欲大大削弱，总想吃些清淡、凉爽、开胃的菜蔬，而香椿正好符合了这样的条件。

香椿有极高的营养价值，具有提高机体免疫力，健胃、理气、止泻、润肤、抗菌、消炎、杀虫之功效，所以在很多地方都有谷雨节气吃香椿的习俗。香椿拌豆腐，香椿炒鸡蛋，即便只是简单地开水焯过，加盐调味，吃起来也是别有一番滋味。

07

立夏

LIXIA

◎立夏时节，天气逐渐炎热，人们的生理状态也会随之发生一系列的变化，重点关注心脏，因为『暑易伤气』『暑易入心』，这个时节容易出现烦躁不安、易怒上火等症状。因此，值此时节，人们要重视精神的调养，为安度酷暑做好准备，使身体各脏腑功能正常，以达到『正气充足，邪不可干』的境界。

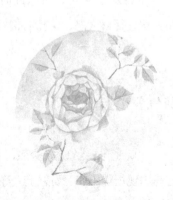

节气解说与气候变化

每年5月5日或5月6日是农历的立夏，此时太阳黄经为45度。"斗指东南，维为立夏，万物至此皆长大，故名立夏也。"夏季分为三月，即孟夏、仲夏、季夏。在天文学上，立夏意味着春天的结束，夏天的开始。

立夏前后，全国大部分地区平均气温在18～20℃上下，正是"百般红紫斗芳菲"的仲春和暮春季节，江南地区已经进入"绿树浓阴夏日长，楼台倒影入池塘"的夏季。东北和西北的部分地区才刚刚进入春季，但气温回升很快，不过降水仍然不多，加上春季多风，蒸发强烈，大气干燥和土壤干旱常严重影响农作物的正常生长。

立夏以后，江南正式进入雨季，雨量和雨日均明显增多。伴随着连绵的阴雨，农民们会趁此安排农活。比如，立夏前后正是大江南北早稻插秧的火红季节，而雨水来临的迟早与雨量多少，又直接关系着日后的收成。但是，连绵的阴雨还会导致作物的湿害，甚至引起多种病害的流行。

立夏节气常常衣单被薄，在此时即使体健之人也要谨防外感，一旦患病不可轻易运用发汗之剂，以免汗多伤心。初夏的老人易气血瘀滞，从而出现血脉阻滞。由生气发火而引起的心脏疾病并不少见，甚至会有人因此而发生猝死，所以此时的老年人要做好精神养生，保持心态平和，切忌狂喜大怒，保持心情舒畅。

节气养生指南

立夏时节，天气逐渐炎热，人们的生理状态也会随之发生一系列的变化，容易出现烦躁不安、易怒上火等症状，因此，如何养生就显得尤为重要。

第一，慢跑健身。慢跑是一种简便而实用的运动项目，对于改善心肺功能、降低血脂、提高身体代谢能力和增强机体免疫力、延缓衰老都有良好的作用。慢跑还有助于调节大脑的活动，促进胃肠蠕动，增强消化功能，消除便秘。

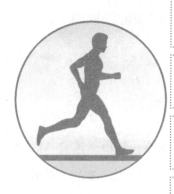

1. 建议初中级慢跑者，用脚的中间部分接触地面。这样可以减少震动，缓解对小腿肌肉和足腱的压力

2. 建议头、臀、脚三点成一线。头部保持正直，目光向前。转头时，通常从脖子以上部分转动，避免身体扭转

3. 保持手臂的摆动。跑步过程中，手向上摆动到与胸骨齐平，向下摆动到腰带位置。始终保持肘部弯曲约90度角

4. 膝盖不要抬得太高

图6　慢跑的注意事项

慢跑前应做一些准备活动，如伸展肢体及徒手操等。慢跑时应两手握拳，步伐均匀有节奏。用前脚掌着地，慢跑后应做整理运动。锻炼时间以早晚为宜，宜选择空气新鲜的时候、道路平坦的地方进行。速度应掌握在每分钟100～200米为宜，每次锻炼时间保持在10分钟左右。

第二，保持清淡饮食。立夏过后，随着温度逐渐攀升，稍不留意，就会有烦躁上火等不适，食欲也会有所下降。饮食方面，要保持清淡，以易消化、富含维生素的食物为主，可多喝牛奶，多吃豆制品、鸡肉、瘦肉等，既补充营养，又强心。但要少吃大鱼大肉和油腻辛辣的食物，每顿饭也不要过饱，给胃留下足够的蠕动空间。

第三，静养勿躁。立夏时节，要顺应夏季昼长夜短的特点，及时调整自己的生活节奏，适当午睡对保障身体健康、减少某些疾病的发生起着关键作用。业余时间不妨听听音乐，或去公园散步、郊游，尽可能地让肌体和精神获得充分的放松。此时节还要节欲守神，保持淡泊宁静的心境，遇事不乱，凡事顺其自然，静养勿躁。

第四，避免贪凉。进入夏季，人们会因气温高、湿度大、体内水分难以蒸发而感到炎热难耐，因此，很多人会想尽一切办法贪凉。其实，过于贪凉并不好，也极易招致疾病。所以，在炎热夏季，多喝些凉开水或吃些西瓜之类的瓜果就可以，既可消暑，又不伤害身体健康。

小妙招：甘草除大热，莲心败心火

立夏之后，由于气温逐渐升高，不少人会出现口干舌燥、口腔溃疡、小便赤黄、大便干结，甚至心慌胸闷、睡眠不佳等症状。此时，平时温文儒雅的人，也容易变得烦躁不安，好发脾气。这主要是因为心火过旺所造成的。

中医还有个说法，叫作"壮火食气"，意思是说火太壮，就会吃掉我们的气。高烧就是壮火，高烧后身体没劲，就是高烧把身体的气力和能量消耗掉了。

面对这样的情况，我们该怎么做呢？

首先，保持平和淡定的心态。因为心火旺，本质是内心过于紧张，思虑过度引起的。平时坐卧睡觉，动作不急不缓，举手投足都心平气和，呼吸均匀有序，气自然就和。气顺转化成能量，身心舒展，自然能入静，夏天养心入静也等于渐入佳境。

其次，通过饮食祛除心火。中医认为，吃苦去火。莲子心、苦瓜、芥蓝、荞麦、生菜等食物，具有败心火的功效。而莲子心一向被认为是最好的化解心体热毒的食物。

莲子心搭配生甘草能增强泻心火除烦之功。典籍记载：甘草能除大热，补脾胃不足，而大泻心火。莲子心与甘草，两药合用，直泻心火，则烦躁可除，睡眠得安。

可以准备莲子心2克，生甘草3克。将这两味以开水冲泡，代茶饮，每日数次。用甘草和粳米同煮成粥，也可以起到败心火的效果。除此之外，高粱米性微凉，高粱粥或者高粱米饭，也可以作为败心火的辅助食物。

再次，按摩穴位也不失为清心火的好办法。头部的神庭、百会和太阳穴，手上的合谷穴以及脚背上的太冲穴，均有调整肝经气血运行、降心气的作用，特别适合工作忙碌一天后用来放松身心。

在此时节，若你有鼻子干、面如火烧、口渴、烦闷等症状，就可以通过上面提到的方法改善。

小妙招：几招搞定暑期综合征

夏天天气炎热，很多人都吃不好、睡不好、消瘦，这就是疰夏，又叫苦夏、枯夏，也就是暑期综合征。疰夏也是中暑的先兆，防范不及时的话，可导致中暑。那么该怎么防范疰夏呢？在此推荐一个饮食调理方案，那就是三豆薏米粥。

三豆即绿豆、红豆和黑豆，加上薏米，与少许粳米一起煮成粥，即为"三豆薏米粥"。其具体做法是：将以上各味置于锅中，加入清水600毫升左右，用小火慢慢熬成200毫升上下，待它冷却，即可食用。

此粥是消暑、解渴、滋补、养人之上品。既可当夏令食物，又可作消暑良药。适合小孩、妇女、成年人等一切人群，尤其适合于体弱多病者及老年人服用。

绿豆性味甘寒，可清热解暑，除烦解渴，补益元气，和调五脏，安神通脉，滋润皮肤，消除呕吐。

红豆性味甘酸，功效为清热利水、散血消肿，可治腹部胀满，脚部浮肿，小便不利等，对夏天皮肤常发的疮疖等有较强的排毒消肿作用。

黑豆性味甘寒、微苦，功效为解毒、散热、除烦，也是夏令消暑清热之佳品。黑大豆还可治伤风感冒、发热恶寒、夏季头痛、鼻塞不通等症。

薏米性味甘淡、微寒，功效是利水渗湿，健脾止泻，清肺除痹，消炎排毒。它性微寒而不伤胃，益脾而不滋腻，药性缓和，是一味清补利湿的夏令良药。

除了喝粥调养身体，预防疰夏之外，配合穴位按摩，也可以预防疰夏的发生。按摩足三里、中脘、天枢、脾俞、三阴交、关元等穴位，每次取2～3穴，每穴按摩10分钟左右即可。

小妙招：练好武功，体魄更强健

很多人到了夏天吃不下饭，有的人就干脆不吃，这样对身体的伤害很大，夏天不想吃饭，主要是脾胃不健的缘故。这个时候，需要调理脾胃。建议大家做一些运动，在此推荐扎马步。

身体瘦弱、元气不足的人扎马步，可以打开胃口，此时配合营养补充，用不了半年时间，身体就会强壮起来，肌肉也会变得结实。对于一些身材矮小的年轻人来说，扎马步还能长个子呢。

扎马步如此简单，怎么会有这么大的好处呢？原因就在于人体的"先天之本"肾经与"后天之本"脾经都在腿上，脾经、肾经不壮实，身体自然不好。每天扎马步，能锻炼到包括脾经、肾经在内的6条重要经络。经络畅通，气血运行平稳，胃口就好，身体也健康。

在中华传统武术里，马步是基础中的基础。入门之前，先扎一年半载的马步，是过去传授武术的规矩。只是现在的人耐心不够，对于枯燥的马步看不上眼，以为不过如此。这未免太小看了这一传统锻炼方法了。

练习扎马步，改善最快的就是肠胃。站的时候，就能感觉到胃部热热的，还能感觉到肠胃在动。站上一段时间，体内的废气就会通过打嗝和放屁的方式释放出来，身心顿感清爽。

扎马步的时间不必很长，能够每天坚持10分钟，好处就有了：吃得美，睡得美，人也越来越美了。

对于体质偏差、年龄过大的人，扎马步有困难，则不必强求，可以选择其他方式进行锻炼。另外，要特别提醒的是，孕妇不宜扎马步。

小妙招：按摩三个穴位，肠胃更健康

肠胃不好，总是腹泻，吃了东西总不吸收，这就需要调理肠胃。其实在我们腿上，就有三个专门调理肠胃的"专家"，那就是足三里穴、上巨虚穴、下巨虚穴。如果你的肠胃不太好，或到了夏天吃不下饭，身体消瘦，不妨敲敲这三个穴位，说不定效果不错。

足三里穴，有通调百病的效果。临床医学发现，刺激足三里可以直接引起胃的变化。这个穴位既可以强壮身体，也可以减肥，因为它可以提升肠胃功能，促进脂肪代谢。上巨虚穴，是大肠经的下合穴，专门治疗腹痛、腹泻、便秘、消化不良等因大肠的毛病引起的问题。下巨虚穴，小肠经的下合穴，主治吸收不良、肠炎、小腹疼痛等小肠方面的毛病。

这三个穴位各有分工，专长于一项。三个聚到一起，就能把因胃、大肠、小肠功能失常而导致的肠胃消化问题统统搞定。经常敲一敲这三个穴位，可以有效地治疗肠胃疾病，起到保健养生的效果。

老年人若能每天专门抽出两三个时间段来按摩这三个穴位，不但胃口好，不腹泻，吃饭香，睡眠好，还可以改善健忘的毛病。

因为脾胃好、气血足，人的精力、体力和智力也会好起来。脾胃养好了，脑子就会更灵活，记忆力自然不会减退。

三个穴位的取穴方法很简单：找到膝关节上面那块圆形的籽骨，正下面内外各有一个凹陷点，从凹陷点处垂直向下量四个横指，然后以拇指左右寻按，酸胀感最明显的点便是足三里。足三里垂直向下走四个手指的位置就是上巨虚穴。上巨虚穴再垂直向下走四个横指的位置，就是下巨虚穴。

节气习俗：立夏吃了蛋，热天不疰夏

　　传统习俗里，每当到了立夏，孩子们便聚到一起，摘下脖子上装在丝袋里的熟鸡蛋，相互撞击争斗。这些装蛋的袋子是手巧的母亲用五色彩线编织的，挂在孩子们的胸前，保佑他们神采奕奕。也有三五成群的孩子坐在门槛上把玩着手中的蛋，用彩笔涂上红色，互相以蛋敲蛋，不破为赢，赢的被称为大王。输的便剥了壳，立即将蛋吃掉。

　　立夏之所以吃鸡蛋，一是因为此时正是蛋类食品的旺季，二是因为立夏吃蛋有补心的作用。再则，古人还认为，鸡蛋圆圆溜溜，象征生活之圆满，立夏吃蛋能祈祷夏日之平安，经受"疰夏"的考验，正好应了那句俗话："立夏吃了蛋，热天不疰夏。"

小满

◎小满后雨量开始增加，湿气较重，加上气温升高，人若贪凉卧睡，极易引发风湿症等各种疾病，要注意『未病先防』，平时多吃一些具有清热利湿效果的食物。起居应顺应阴阳消长的规律，即此时应晚睡早起，以顺应体内阳气的生发。小满时人的情绪波动也较大，因此平时要注意控制自己的情绪。

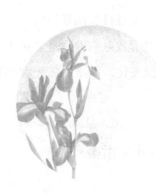

节气解说与气候变化

每年5月20日到22日之间，太阳到达黄经60度，为小满。小满是二十四节气中的第八个节气，夏季的第二个节气。此时北方大麦、冬小麦等夏收作物已经结果，籽粒渐见饱满，但尚未成熟，所以叫小满。

从气候特征来看，从小满节气到下一个芒种节气期间，我国大部分地区渐次进入夏季，南北地区的温度差异进一步缩小，降水进一步增多，自然界的植物都比较丰满和茂盛。小满以后，黄河以南到长江中下游地区，开始出现35℃以上的高温天气。

小满时节，华北地区流传着这样一种说法："小满不满，麦有一险"。这"一险"说的是冬小麦在此时进入成熟阶段，极易遭受干热风的侵害，如果此时出现30℃以上的日平均气温和低于30%的空气相对湿度，并伴有每秒3米以上风速的"干热风"，就会导致小麦粒籽干瘪而减产。

然而，在我国南方地区，小满节气则赋予了新的意义："小满不满，芒种不管""小满不满，干断田坎"。这里的"满"是用来形容雨水的多少，意思是说，小满时，如果田里蓄不满水，就可能造成田坎干裂，严重时到了芒种也无法栽插水稻。

小满节气正值五月下旬，气温明显增高，如若贪凉卧睡必将引发风湿症、湿性皮肤病等疾病。小满节气是收获的前奏，也是炎热夏季的开始，更是皮肤病尤其是"风疹"的高发期。因此，在这个时节应多加注意天气变化，不要着凉受湿引发疾病。

节气养生指南

小满，意为夏熟作物的籽粒开始灌浆饱满，但还未成熟，只是小满，还未大满。此时气温明显升高，生活起居方面要如何改变以适应节气的变化呢？

第一，睡觉时注意保暖。小满节气后，气温明显升高，雨量增多，但早晚仍会较凉，气温温差较大，尤其是降雨后气温下降更为明显，为此，要特别注意适时添加衣服，尤其是晚上睡觉时，要注意保暖，避免着凉受风而患感冒。同时也应早起晚睡，保证睡眠时间，以保持精力充沛。

第二，宜健脾去湿。有句话叫"暑多挟湿"，也就是说暑热之气最易与湿邪一起侵犯人体。其实这个时候，湿邪往往已经打入人体内部潜伏起来。等到大暑时节，湿邪主气的时候，暑、湿就会内外呼应，使人们陷入湿气的困扰，从而引发很多问题，比如风湿病、脚气、痤疮、妇科炎症、水肿、肥胖等。而脾主运湿，脾胃功能好，就能把多余的湿气运化出去。此时要把养生重点放到脾胃上。

第三，调理情志。小满时，人们易感到烦躁不安，此时要调适心情，保持心情舒畅，以防情绪剧烈波动后引发高血压、脑血管等意外心脑血管病。此时可多参与一些户外活动，颐养性情，同时也可在清晨参加体育锻炼，以散步、慢跑、打太极拳等为宜，不宜做过于剧烈的运动，避免大汗淋漓。

第四，注意卫生，小心腹泻。每逢夏天，有人常把剩饭菜加热后吃，哪知很快就出现腹痛、腹泻和呕吐等症状，这是由沙门氏菌、葡萄球菌、痢疾杆菌等病菌引起的。若是症状严重者，应及时就医。还有一种阿米巴痢疾，其症状为粪便呈果酱状，散发出浓烈的腐败臭气，腹泻伴随腹痛，阵阵出现。这时必须把患者的粪便送去医院在显微镜下检查，找出阿米巴原虫，方能确诊，而后对症下药治疗，切不要自己随意买药服用。预防腹泻的根本办法在于饮食要清洁卫生，食物饮料必须防蝇、防虫、防蟑螂。剩饭菜要当时回锅、高温灭菌后冷藏，如果食物腐败变质，就不要再吃了。饭前饭后要洗手、便前便后更要洗手。用餐后应及时清洗消毒杯盘碗筷，食用果蔬的时候，一定要消毒洗净。

小妙招：喝美味汤，美容瘦身减肚子

小满时节，雨水比较多，湿气比较重，如果脾胃不好，人体内的湿气往往会过盛，会出现大便不痛快，头发、脸上老冒油等症状，还会觉得胸闷，嗓子有痰，身体容易困倦等症状。有的人还长"将军肚""游泳圈"。遇到这样的问题，该怎么办呢？教你一个祛湿减肚子的小妙招——山药冬瓜汤。

山药是中药里的上品，滋阴又利湿，健脾又补肾，是脾肾祛湿的主力。冬瓜它既是美容佳品，又是减肥圣药。能利水、消肿、清热，通过祛湿利水来达到减肥效果的。在湿热烦闷的小满时节，常吃这两样，你就会感觉身体轻松很多。

每日用一段山药，加半斤冬瓜，一起熬汤，可以全家人一起喝，男士喝了，有保养之效，女士喝了能美容。喝过几顿之后，你就会发现不良症状得到了改善，排便通畅，头发干爽，嗓子清爽，腿脚灵便，脸上的色斑也见少，身体更显得苗条了许多。

这个汤特别适合具有痰湿体质的人。事实上现在有很多人的体质都具有痰湿特性。因为现在不少的人天天大鱼大肉吃着，喜欢在应酬的时候饮用烈酒，加上不运动。这些黏腻的食物消化不了，积在体内就化成了痰湿。

中医认为，湿重则困脾。脾本来是运湿的，痰湿超过了脾胃的运化能力，就会反过来损坏脾胃功能。脾胃为后天之本，脾胃伤了，五脏不得养则百病丛生、情绪烦乱。

有的人说，我不吃酒肉，不就没有痰湿了吗？你要是这么想，那就错了。痰湿积聚，可不只是因为饮食不当。长期工作压力过大而导致过度思虑，或者因为体虚而导致外部湿气侵入人体，同样也会造成痰湿积聚不化的情况。

在小满时节，气血旺于脾经，正是增强脾胃运化功能的大好时机。经常喝这个汤，就不怕闷热潮湿的夏天了。

当然，除了饮用汤品来健脾祛湿，平时还要注意生活习惯，这才是调养身体、保证健康的根本。

小妙招：神奇靓粥，一碗清肠热

夏天烈日炎炎，经常让人叫苦不迭。其实不仅外面天气热，我们人体的内热也较重，所以夏日养生一定要注意祛除内热。内热不除，到一定程度，就会上火。因为火性炎上，上火的人就会头晕、眼花、耳鸣。那么该怎么祛除内热呢？

从根本上来说，还需要在饮食方面进行调理，如平时可以多吃一些西瓜、梨、橙子、香蕉等寒性食物。

如果你感到烦热，则可以多喝一些大麦粥，也可以起到清除内热的效果。对于大麦茶，许多人很熟悉。大麦茶是用烘炒过的大麦泡制而成的，不仅香气诱人，还有去油、解腻、助消化的效果。而大麦粥是用大麦粉煮成的粥。

大麦粥是江苏丹阳的一个特产。相传当初乾隆皇帝途经此地，当地官员便献上此粥供奉。乾隆一尝此粥，果然龙颜大悦。只是在这个速食年代，人们似乎越来越难在熬粥上下功夫，大麦粥就成为一种历史。不过，在尝够了大鱼大肉的同时，喝大麦粥会带来一种难得的清新之感。

《本草纲目》记载，大麦粥味甘、性平，有消积进食、平胃止渴、消暑除热、益颜色、实五脏、化谷食之功。大麦味甘、性凉，既可清除大汗淋漓等外热，也可以消除口干、胃脘不适等内热。

大麦粥的做法很简单：先取一碗清水，然后加入两勺大麦粉搅拌均匀。再在锅内放入适量大米，加适量清水煮沸。等到米开花后，再把刚才调好的面糊缓缓加入，一边加入一边用勺不停地搅动。粥熟后，再加入少许食用碱来提香，等粥色微微泛黄时就可以食用。

在喝大麦粥的时候，若能再配上一小碟清爽生脆的小菜，那滋味就非常美了。如此，既能享受无上的美味，又能调理身体，可谓一举两得。

需要提醒的是，大麦粥清热，不是一次两次就可以见效的，需要长期坚持，才能收到良好的效果。每周喝上两次，一个夏天下来，体内积热清除了，身体也不会有任何副作用。

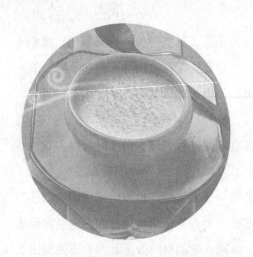

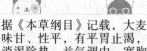

据《本草纲目》记载，大麦味甘、性平，有平胃止渴，消渴除热，益气调中，宽胸下气，消积进食，补虚劳、壮血脉，益颜色、宝五脏、化谷食之功效

图7　养生大麦粥

小妙招：除湿有方法，吃辣要注意

人一到夏天总感觉不想吃东西，多为脾为湿邪所困而致。体内水湿之气无法代谢，积聚于体内，就会产生疾病。小满到来，雨水增多。湿邪过盛，此时一定要注意防湿、除湿。

首先，要做到饮食有节。现代人饮食结构发生了变化，酒肉不离席，从而使脾胃的负担加重。如果再暴饮暴食，脾胃不能正常运化，导致水湿积聚于体内。所以，预防湿邪首先就得管好自己的嘴巴。

饮食可以致病，也可以治病。生活中一些食物就有很好的祛湿效果，比如说辣椒、姜等辛类食物。

对于体内湿气较重的朋友来说，可以适当吃些辣。当然，这种情况只限于体内湿气较重的朋友。

需要提醒的是，吃辣祛除湿气的方法，并非适合所有的人。由于体质的不同，有些人不适宜多吃辣的，比如心脑血管疾病患者、胃病患者、肾病患者以及产妇等，这些人过量吃辣很可能会对健康造成危害。

在此，介绍一款红豆薏米粥。红豆有利水、消肿的效果。且红色入心，吃红豆对于夏季补心也是很有好处的。薏米既可健脾益胃，又能利水祛湿，与红豆搭配效果最好。

如果早上上班没有时间，可以在前一晚上把红豆与薏米一起放入暖瓶中，然后冲入沸水，第二天早上再稍微一煮，粥熟时加入适量白糖调味，这样香喷喷的红豆薏米粥就煮好了。

小妙招：小便不通，推拿阴陵泉

湿气淤在体内，我们就要去疏通它。在脾经上容易淤堵的部位叫作阴陵泉穴，这个穴位在腿的内侧，膝下胫骨内侧后下方凹陷的位置。

找到这个穴位，按一下，若是感觉很疼，那就说明脾经不通、湿气郁结。不要顾虑太多，继续推揉穴位，以打通脾经。

推的时候，从内三阴交穴开始。这个穴位是三条阴经的交叉点，可以调动肝、脾、肾等三条经络的气血，以通畅脾经。

然后，推到阴陵泉穴，反复地推。推的过程中，你要去找最痛的点，这个点就是淤堵的部位。一直推拿到不疼，经络就打通了。

经络一通，体内多余的水湿之气就能顺利地排出。脾经是通过膀胱来排湿的，因此坚持推拿一段时间，你就会感觉小便增多，这就是排湿的表现。

节气习俗：小满要吃苦，清火又解暑

春风吹，苦菜长，荒滩野地是粮仓。苦菜是中国人最早食用的野菜之一。苦菜三月生，六月开花，如小小的野菊，漫山遍野都是。《周书》中说："小满之日苦菜秀。"

苦菜的叶子像锯齿，吃在嘴里，苦中带涩，若是不小心碰断了它的茎，立即就会流出白色的乳汁，自然，味道是极苦的。不过再苦，小满之日，吃点"苦"也是必要的。

夏天时，多吃一些苦味食物，清火解暑，解乏消疲。明代医家李时珍曾说过，久食苦菜能"安心益气"。醉酒之后，吃点苦菜也可以用来醒酒。

芒种

◎芒种时期，天气阴雨连绵，有时一下就是一星期。起居养生方面，要格外注意清洁卫生，防止各种传染性疾病。这个时节人都显得比较懒散，因此，芒种时期要注意多做运动，以利于气血的运行。另外，中午最好休息一会儿，以利于体力的恢复。饮食方面应减酸增苦。

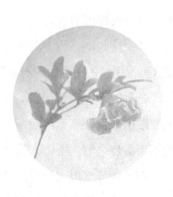

节气解说与气候变化

芒种，二十四节气中的第九个节气，每年6月5日左右，太阳到达黄经75度，即为芒种。

芒种的意思是"有芒的麦子快收，有芒的稻子可种"。意思是说，大麦、小麦等有芒作物种子已经成熟，抢收十分急迫。晚谷、黍、稷等夏播作物也正是播种最忙的季节。

芒种前后，我国长江中下游地区，雨量增多，气温升高，会出现雨期较长的连绵阴雨天气。持续连绵的阴雨、温高湿大，可以说是梅雨的主要特征，而丰沛的天然降水却是人类赖以生存的根本条件，十分有利于水稻、蔬菜、瓜果等多种作物的生长。

芒种时节，因为正值梅子黄熟，故又称"梅雨"。千百年来，我国劳动人民正是因为摸透了梅雨时节的特点，合理利用这一得天独厚的气候资源。梅雨是应该下到小暑之后的，若是只下个七八天，便戛然而止，这很可能就是大旱的征兆。在这连绵阴雨的梅雨季节，空气非常潮湿，天气异常闷热，各种器具和衣物容易发霉，所以在这些地区也叫"霉雨"。

芒种期间，华南汛期虽说处在晚期，但依然会有大暴雨。一般来说，先进入梅雨期的是湖南、江西中部、浙江南部地区，入梅后如同华南一样，这些地区的主汛期开始，时有暴雨发生，山区地区需要警惕局部大暴雨引发的山洪、泥石流等灾害。

芒种时节，气温升高，空气中的湿度增加，体内的汗液无法通畅地发散出来，即热蒸湿动，湿热弥漫空气，人身之所及，呼吸之所受，均不离湿热之气。所以，暑令湿胜，使人感到四肢困倦，萎靡不振。因此，在芒种节气里人们要注意增强体质，避免季节性疾病和传染病的发生，如中暑、腮腺炎、水痘等。

节气养生指南

芒种是二十四节气之一，此时我国长江中下游地区将进入多雨的黄梅时节。起居养生方面，要格外引起注意。

第一，日常起居和卫生。夏季要晚睡早起，适当地接受阳光照射，避开太阳直射，注意防暑，以顺应阳气的充盛，利于气血的运行，振奋精神。夏日昼长夜短，中午小憩可助消除疲劳，有利于健康。芒种过后，午时天热，人易出汗，衣衫要勤洗勤换。

芒种时节蚊虫很多，要注意个人及环境卫生，防蚊虫致病。为避免中暑，芒种后要常洗澡，这样可使皮肤疏松，"阳热"易于发泄。但是必须注意一点，在出汗时不要立即洗澡。《圣济总录》载："汗出见湿，乃生痤疿，盖热盛汗出，阳气发泄而腠理疏，反以寒水洗浴，则热气内郁于皮腠之间，轻则为疿，重则为痤也。"

第二，养生保健重祛湿。一般来说，湿度适中，人的精神状态才会好。当空气湿度过高时，病菌繁殖速度就会加快，而且在湿热的环境中，人们很容易疲倦、萎靡不振。

因此，在梅雨季节，应尽量少在潮湿的地方久待；阴雨天气注意关闭门窗；外出时携带雨具以防淋雨；合理安排作息时间；处于空调房间时，要注意调节室内外的温差，预防"空调病"的发生；多吃一些健脾化湿的食物，如扁豆、薏米、冬瓜等。同时，还要注意加强体育锻炼，适度的运动能增强体质，帮助消化，促进血液流通。另外，由于空气湿度增加，有关节炎的患者要特别注意除湿。

第三，饮食宜清淡。进入芒种，人体新陈代谢旺盛，汗易外泄，宜多吃能祛暑益气、生津止渴的食物。多食蔬菜、豆类、水果，如菠萝、苦瓜、西瓜、荔枝、杧果、绿豆、红小豆等。这些食物含有丰富的维生素、蛋白质、脂肪、糖等，不但供给人体所需的营养物质，还可提高机体的抗病能力。

要注意防止血钾过分降低。适当补充钾元素，有利于改善体内钾、钠平衡。粮食中荞麦、玉米、红薯、大豆等含钾较高；水果以香蕉含钾最高；蔬菜以菠菜、苋菜、香菜、油菜、甘蓝、芹菜、大葱、青蒜、葛苣、土豆、山药、鲜豌豆、毛豆等含钾元素较高。

需要提醒的是，对于老年人，因机体功能减退，热天消化液分泌减少，心脑血管不同程度地硬化，饮食要注重清补，再辅以清暑解热，具有降压、降脂功能的食物。

第四，多补水，要午休。谚语说："芒种夏至天，走路要人牵；牵的要人拉，拉的要人推"。这句话形象地表现了人们在这个时节的懒散。芒种时，气候开始炎热，是消耗体力较多的季节，再加上夏日昼长夜短，因此，要使自己的精神保持轻松、愉快的状态，还要注意补充水分。当人体大量出汗后，不要马上喝过量的白开水或糖水，可喝些果汁或糖盐水。适时午休可消除疲劳，有利于健康。

小妙招：洗药浴，止痒去湿热

芒种时节，遇到梅雨，空气湿度顿时增大，衣物、书籍等也都生出了霉菌。人体自然也会受到影响。湿邪入侵，人便会感觉困倦。这个时候，一定要经常洗澡，及时更换衣物。因为冲澡可使皮肤毛孔舒张，有利于"阳热"的发泄。

当然，洗澡也要注意。中医认为，汗出见湿，乃生痤疮，因此若是身体热得刚刚出汗，不能立即洗澡。最好休息一会儿，等身体停止出汗后再洗。

还有人在大汗淋漓时喜欢用冷水冲澡，这样会使寒邪趁机进入人体，对人体健康造成不利影响。

除了通过洗澡来化解体内积热，防止湿邪入侵之外，我们还可以通过药浴的方式来凉血祛湿。

芒种时节，宜用五枝汤进行沐浴：取槐枝、桃枝、柳枝、桑枝各一把，麻叶250克。将五种药物用纱布包好，然后加入清水浸泡半小时。再将以上混合液倒入锅中煎，煎煮时间大概在20分钟。取煎煮的药液，倒入浴池的清水，进行洗浴即可。每周洗上两次，效果更好。

槐枝可洗皮肤疥癞，去皮肤瘙痒之风。桃枝可以活血通络，对风湿关节痛、腰痛有效。柳枝有祛风、利尿、消肿之功。桑枝可以祛风湿、利关节、行水气。麻叶则有解痛、利尿作用。五种药材相互搭配，便可起到疏风气、驱瘴毒、滋血脉的效果。

小妙招：科学午休，夏天不犯困

夏季降水量增多，湿邪弥漫，身之所及，呼吸之所受均不离湿热之气。脾又主肌肉，脾被湿邪所困，四肢就会倦怠，人也会感到浑身乏力，头脑不清楚，工作效率不高。怎么解决这个问题呢？

对于夏日经常感到困倦的人来说，午休是个不错的办法。不过，午休也要讲究科学，否则可能适得其反哦。

一般认为，午睡时间以少为宜，最少20分钟，最多也不宜超过1小时。如果睡得时间太长，就会影响晚上的睡眠，这样反而不好了。如果想使午睡达到最好的养生效果，需有两个条件：一为静；二为凉。

"静"，就是安静，开着电视，听着音乐，这样睡是不行的。周围汽车笛声嘈杂也不行。但是虫鸣、鸟鸣却不用避，因为这些均为大自然的声音。

"凉"，是指清凉，但并不是要您在睡觉时开着空调。实际上，睡觉开空调是养生的大忌，这样会使寒邪趁机侵入人体。凉，应该是自然的清凉，但注意不要吹过堂风，那样对身体也是不利的。

还有需要注意的是，刚吃过午饭，不要立即午睡，最好休息半个小时，等吃下去的东西消化了再休息。对于时间比较紧张的上班族来说，中午可以先睡一会儿，然后再吃饭，这样既可以休息好，又不至于影响到健康。

此外，平时应该放松精神，避免过于紧张和过度思虑，多吃一些具有健脾祛湿效果的食物。例如，山药薏米粥、莲子粥、扁豆、荷叶茶等，都有清热化湿的效果。把胃口调理好，精神自然也会好，如此便不容易瞌睡了。

小妙招：吃点生姜，搞定空调病

处于空调环境里太久，会产生头晕、打喷嚏、流鼻涕等症状。有些人甚至因此引起关节酸痛、颈肩麻木等症。这就是所谓的"空调病"。遇上空调病该怎么办呢？

空调病的实质是我们的身体长期吹空调所导致的机能衰退。导致空调病的最主要原因就是寒邪入侵，所以治疗时需疏散外寒。在我们的生活中，常用的一味食品，就有极佳的散寒、驱寒的功效，那就是生姜。

中医认为，生姜具有三大功效，即发汗解表、温胃止呕、解毒。用生姜化解空调病的不良症状是不错的选择。在空调房里待得太久，体内的寒气就会偏重，这时就可以吃些生姜。

吃完姜后，会感觉浑身火辣辣的，这就是生姜正在发汗解表。发出的汗可以把体内的病毒和寒气一起带走，所以，由寒邪导致的不适症状也随之消失了。

不过，需要注意的是，由于空调病导致的症状不同，在服用生姜时也应用不同的方法。

有些人晚上开着空调睡，早上起床后经常会感到胃部不适，腹部隐隐作痛。这时可以喝一碗姜枣茶：取生姜一块，切成细丝，然后与5枚红枣一起放入锅中，加入适量清水煎。大枣性温，可以补益脾胃，再加上生姜可以驱寒，两者搭配，效果更好。

有些人吹空调久了，感觉四肢酸痛。这时则可以煮一锅热乎乎的姜汤，然后用毛巾浸水，趁热敷于患处。或者用姜汤洗手或泡脚，也可以起到活血、驱寒的效果。

有的人因为吹空调，着凉了，得了感冒，这个时候就可以来一碗生姜红糖水，发一发汗，将体内的寒气驱散掉，感冒自然就好了。

小妙招：吃凉了，按摩暖脾胃

芒种时节，天气炎热，人们为了消除炎热的感受，喜欢喝冰凉的饮料。但是等到冷饮下到肚子里面的时候，就觉得不太舒服。这是怎么回事呢？

这是因为这个时节体内的阳气还浮于体表用来抵御炎热。脏腑正处于一种外阳内阴的状态。饮用过于冰凉的饮料，其寒凉之气会乘虚而入消耗元气，损伤脏腑。自然就不太舒服了。

若是这时吃了寒凉的东西，胃部不舒服，该怎么办呢？很简单，暖一暖你的胃就可以了。教你一个方法，按摩中脘穴、四门穴，然后揉一揉心窝，很快不适症状就消除了。

中脘穴，在身体正中线的任脉上，肚脐向上4寸处。这个穴位专治胃寒、胃痛、呕吐、泄泻。用食指和中指并在一起去点按这个穴位1分钟，该处会有一种热热的感觉。经常点按这个穴位，不但可以治胃痛，还能缓解紧张、焦虑的情绪。

四门穴，是肝经的两个章门和两个期门穴，加在一起。这四个穴位都在乳下肋部的位置。用双手掌跟去推揉两肋至发热，就可以打通肝胆经。

心窝，在胸骨以下的位置，其实也是胃所在的位置。可用手掌心按揉此处，顺时针方向和逆时针方向各揉36圈以上。这样既保养了胃气，又能减轻压力，使心中畅快。

经常练习按摩以上所说的三个地方，可以有效止胃痛、祛胃寒、养胃气。如果忍不住喝了很冰的冷饮而不舒服，或者本身就有胃寒、胃疼的症状，就可以试试这个方法。

此外，对于脾胃不和、没胃口、吃东西不消化、胃胀气滞等不良症状，都可以通过此法进行调养和改善。

节气习俗：芒种煮酸梅，美味汤消夏

农时芒种节气，有一件风雅之事就是"煮梅"。据说这个习俗夏朝既已有之。此时正月开花的梅树刚好结出梅子，但如果直接吃，梅子的酸恐怕很少有人不怕。于是，古人就发明了煮梅的方法。芒种时日，自己动手做，既饱口福，又颇有几分风雅的形式感。

煮梅的方法有很多，最简单的一种，就是用糖与梅子一同煮来吃。也有用盐与梅子一起煮或用盐与晒干的青梅混合拌匀再煮，然后使梅汁浸出。更考究一点的，还要在里面加些紫苏。在我国北方，乌梅很有名气，将其与甘草、山楂、冰糖一起煮，制成消夏佳品——酸梅汤，因其味道甘甜可口，也深受人们的喜欢。

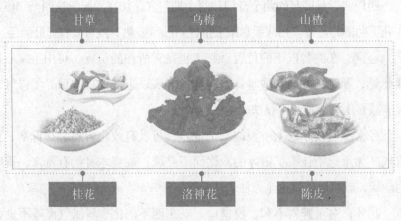

图8 酸梅汤原材料

10

夏至

XIAZHI

◎ 夏至是阳气最旺的时节，养生要顺应夏季阳盛于外的特点，注意保护阳气。精神养生方面，切忌懈怠厌倦，恼怒忧郁，平时多注意『暑易伤气』。此时天气炎热，人容易食欲不振，所以要学会偷闲消夏，注意饮食补养。同时，神清气和、心胸宽阔、精神饱满，对外界事物要有浓厚的兴趣，培养乐观外向的性格，以利于气机的通泄。每日温水洗澡，睡眠时不宜开电扇送风，有空调的房间，室内外温差不宜过大，更不宜夜晚露宿。

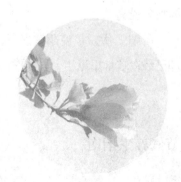

节气解说与气候变化

夏至是二十四节气之一，在每年6月21日或22日之间。这一天，太阳直射地面的位置到达一年的最北端，几乎直射北回归线，此时，北半球的白昼最长，且越往北越长，据《恪遵宪度抄本》中记载："日北至，日长之至，日影短至，故曰夏至。至者，极也。"夏至以后，太阳直射地面的位置逐渐南移，北半球的白昼日渐缩短。民间有"吃过夏至面，一天短一线"的说法。

夏至时分，我国大部分地区气温较高，日照充足，作物生长快，生理和生态需水均较多。此时的降水对农业产量影响很大，故有"夏至雨点值千金"之说。夏至以后，地面受热强烈，空气对流旺盛，午后至傍晚常易形成雷阵雨。这种天气骤来疾去，降雨范围小，人们称"夏雨隔田坎"。

不过，过了夏至，对流天气带来的强降水，常常会带来局地灾害。此时华南西部雨水量显著增加，因此，要特别注意做好防洪准备。夏至节气也是华南东部全年雨量最多的时候，往后常受副热带高压控制，出现伏旱。

过了夏至，就意味着炎热的夏天已经到来，但并不是一年中天气最热的时候。在夏至后的一段时间内，气温仍然会继续升高，俗话说"热在三伏"，真正的暑热天气在七月中旬到八月中旬，此时全国各地的气温均为最高。

所谓三伏，是说阳气之下，埋伏着阴气，虽然酷热难当，不过阴凉却已经在暗地里滋生。自此之后，白天会慢慢缩短，夜晚会渐渐加长。

节气养生指南

在二十四节气中阳气最旺的时节是夏至。在夏至进行养生保健，一方面要顺应夏季阳盛于阴的特点，注意保护阳气；另一方面这个时节尽管天气炎热，但阴气已经开始生长，阴阳交替，人体容易患各种疾病。所以，在此时节合理的养生保健非常重要。

第一，晚睡早起，中午打个盹。夏至是阳气最旺的时节，这一天白昼最长、夜晚最短，养生保健要顺应夏季阳盛于外的特点，注意保护阳气。与此同时，这段时间尽管天气炎热，阴气也开始滋长。在此时节，宜晚睡早起，并利用午休来弥补夜晚睡眠的不足，对恢复体力、消除疲劳也有一定好处。年老体弱者则应早睡早起，尽量保持每天有7小时的睡眠时间。另外，夏日炎热，易受风寒湿邪侵袭，睡眠时不宜整夜吹空调，室内外温差不宜过大。

第二，补充水分。夏至时节，人们往往会有困倦乏力、头痛头晕的症状，严重者甚至影响日常生活和工作。这是因为夏日炎炎，人体需水量大，再加上出汗过多，极易引起体内水分的大量流失。此时若不及时补充水分，便容易供血不足、头痛头晕。因此，夏季应多饮凉开水，也可喝些淡盐水或绿豆汤，但绿豆汤不要多喝，更不能当水喝。另外，不能用冷水冲头、淋浴，否则会引起身体不适。在此时节，也应避免在强烈的阳光下暴晒，外出时，应采取防晒措施，如打伞、戴遮阳帽、涂防晒霜等。

第三，饮食重在"养心"。夏至后的饮食原则重在"养心"，可以多喝牛奶，多吃豆制品、鸡肉、瘦肉等，既能补充营养，又可达到强心的作用。除了清淡饮食之外，还可多吃苦菜类蔬菜，如苦瓜、香菜等。因为苦味食物具有除燥祛湿、清凉解暑、利尿活血、解除劳乏、消炎退热、清心明目、促进食欲等作用。不过，苦味食物均属寒凉食物，体质较虚弱者不宜食用，否则会加重病情。

第四，注意过冷或过热食物的摄入。夏季多食杂粮，不可过食热性食物，以免助热；冷食瓜果当适可而止，不可过食，以免损伤脾胃。西瓜、绿豆汤、乌梅小豆汤等虽为解渴消暑之佳品，但不宜冰镇食之。厚味肥腻之品，宜少勿多，以免化热生风，激发疔疮之疾。中医认为夏至宜多食酸味，以固表；多食咸味以补心，味苦之物能助心气而制肺气。

第五，调整情绪。夏天气温高，容易使人烦躁或倦怠。一只蝉，两只蝉，三只蝉，此起彼伏叫个不停，愈发显得苦夏的烦热不安。如果懒怠厌倦，恼怒忧郁，则有碍气机通调，对身体不利。因此，在炎炎夏日，应注意调整呼吸，保持积极心态、少发火。每日用温水洗澡不仅可以使皮肤清洁凉爽、消暑防病，还能降低肌肉张力，消除疲劳，改善睡眠，增强抵抗力。

第六，不宜做太剧烈的运动。夏季运动最好选择在清晨或傍晚天气较凉爽时进行，场地选择在空气新鲜的地方，锻炼的项目以散步、慢跑、太极拳、广播操为好，不宜做过分剧烈的活动。出汗过多时，可适当饮用淡盐开水或绿豆盐水汤，切不可饮用大量凉开水，更不能立即用冷水冲头、淋浴，否则会引起寒湿痹症、黄汗等多种疾病。

第七，注意卫生，衣物常洗晒。夏季的衣物基本都是贴身穿的，不洗不晒就穿很容易感染螨虫。阳光是天然的消毒剂，紫外线可以杀灭螨虫、细菌和病毒等多种有害物质。晒的最好时间是上午10点到下午4点之间，尤其是中午12点到下午3点紫外线功效最强的时间段。晒的时间不用过长，一般3个小时就能起到作用。除贴身衣物外，被子、床垫以及沙发靠垫等都需要经常晒晒。另外，还要经常开窗，保持室内通风、透光、干燥。

小妙招：防中风，按中冲

夏至日天气非常热，老年人会觉得很难受，因为老年人体内水分本来就相对较少，再加上夏季出汗，更容易损耗阴津，这样心火炽盛，肾阴不足，若不及时补充水分，很容易出现"热中风"的情况。尤其是患有高血压、冠心病、高脂血症的老人，一定要警惕夏季的"热中风"。

对于老年人，家属一定要注意：一般来说，头昏、头痛、半身麻木酸软、肢体无力、视力模糊、频繁打哈欠等都是中风前的症状，俗称小中风。千万不要以为这只是单纯的感冒或者疲劳引起的，而应该及时就医，以免造成更大的危害。另外，吹空调、电风扇以及食用生冷食物会损伤人体的阳气，这些都会增加发生中风的概率。

夏天补水是预防热中风的关键，老年人应该采取少量频饮的原则，因为老年人生理反应迟钝，身体脱水时可能也不知道。除了多饮水之外，还可以喝汤。

防中风也可以按摩穴位，手厥阴心包经上的中冲穴，就有苏厥开窍、清心泄热的功效，是为常用穴。直接用左手指揉捏右手上的中冲穴，时间约1分钟即可，然后再换右手以同样手法按摩左手上的中冲穴，时间也是1分钟。

按摩中冲穴，可以疏通经络，调和阴阳。它是心包经的井穴，可以保护和辅佐心脏部分功能，心为君主之官，主血脉，因此，按摩它能够调理气血，气血通畅了，才能各司其职，各守其位。

对于中风、虚脱等突发性疾病导致人突然昏厥时，不要惊慌，掐住患者手掌虎口位置的合谷穴，持续2~3分钟，昏厥就能很快消失。头顶部的百会穴及足底心前1/3处的涌泉穴，也可令患者尽快苏醒。

为了保险起见，老年人要定期去医院检查血压，化验血脂、血糖、血黏度，天气炎热时，需要靠降压药和降脂药来改变血液内环境的，一定要严格按照医生的指导用药，以免发生意外。

小妙招：妙用艾叶，痱子一扫光

夏天长痱子，似乎很常见。其实这是一种皮肤急性炎症。中医认为，外界气温高，湿度大，人体出汗过多而不易蒸发，堵塞了毛孔，汗液滞留在体内就产生了痱子。

与此同时，热盛汗出，很多人以冷水洗浴，毛孔突然紧闭，而使热气滞留在皮肤之间，也容易出痱子。

症状比较轻的话，可以擦拭一些痱子粉，注意勤洗澡、勤换衣服就能很快治愈，并且随着天气转凉，数天之内也会消退，之后可能会留有轻度脱屑的症状。

严重者需要就医。同时，要做好饮食上的调理。多喝绿豆汤，常吃西瓜、冬瓜等有清暑利湿作用的食物，均可有效地预防痱子的发生。

用艾叶洗澡可以消除痱子。孟子说："七年之病，求三年之艾"。可见艾叶的功效不一般。非典型性肺炎流行的时候，就有很多人使用艾条燃烧的烟进行空气消毒预防。

长了痱子，可以去中药铺买50克干艾叶，然后准备几片生姜，一起熬煮大半桶水，待水温适中时可倒入浴缸中泡澡，能够解毒止痒、振奋精神、治疗痱子。

也可以用艾叶水煮鸡蛋：准备艾叶10克，干姜15克，鸡蛋2个，红糖适量。

然后把艾叶洗净，干姜切片，连同鸡蛋一起放进锅里，加适量清水，用文火把鸡蛋煮熟。待鸡蛋煮熟之后，剥壳，再放进艾叶水里煮10分钟，加入红糖即可。

艾叶可以杀虫，增强人体免疫力，加鸡蛋和红糖，则能补血活血、扶正祛邪。同时，经常痛经的妇女吃了，能暖气血温经脉。

除了上面的方法外，还可以使用食盐来消除痱子。具体做法是这样的：洗澡之后，不要擦干水，也不要立即在身上涂抹痱子粉，以免阻碍肌肤呼吸。准备半桶水加点食盐，然后用纱布蘸取盐水，轻轻拍打在有痱子的地方，最后再用清水洗干净，每天一次，很快就能见效。

小孩的肌肤娇嫩，则不宜采取食盐的方法，可以使用苦瓜。将新鲜苦瓜切成片，然后用带汁的苦瓜片在痱子处轻轻擦拭，早晚各一次即可。除了外用苦瓜外，夏天来临之际，常吃苦瓜，也能去除痱子，因为苦瓜具有消暑利湿的功效。

小妙招：睡好子午觉，身体更健康

天气太热，辗转反侧，很多人都睡不好：睡不着，或早醒，或梦多易醒。夏天的睡眠质量差，会导致秋冬季节体质下降。因此，保证夏季睡眠，是相当重要的。那么，该如何做呢？睡好子午觉，是补充睡眠不足的不二法则。

什么是"子午觉"？"子"是指夜半，夜间23点到凌晨1点之间。"午"是指正午，也就是白天11点到13点之间。中医认为，子时和午时的睡眠效果最好，这个时候休息，能起到事半功倍的作用。睡觉的基本原则是："子时大睡，午时小憩"。

因此，晚上一定要在23点之前睡觉，这样才能保证睡眠质量。而如果感到疲倦或是睡眠不足，不妨在中午休息半个小时，但是不能过长，以免扰乱人体生物钟，影响晚上睡眠。这样一觉醒来，工作效率也会跟着提高。

午时不小憩，子时不大睡，不但会影响工作和学习，而且很容易导致高血压、肝炎、皮肤病等症。有些年轻人会说，虽然我作息不正常，但是白天精力还是很旺盛，其实，这些精力都是透支来的，这样会老得特别快，因此是得不偿失的。

所以，我们一定要养成良好的睡觉习惯。睡得晚，可以在白天把闹钟提前一个小时，这样不论是晚上睡觉，还是早上起床都能够提前一个小时。经过慢慢地适应，也会养成早睡早起的好习惯。

除了睡觉的时间之外，睡觉的姿势也很重要。传统中医强调"坐如钟，睡如弓"，合理的睡姿应该是右侧位、弓形，并且最好是头高脚低，有利于血液循环，右侧位也可减少对心脏和胃的压迫，不会损伤心气。

青少年采取这个睡姿，可以减少遗精和梦魇，而老年人则可以减少因心脑血管而引起的睡眠中猝死的悲剧。

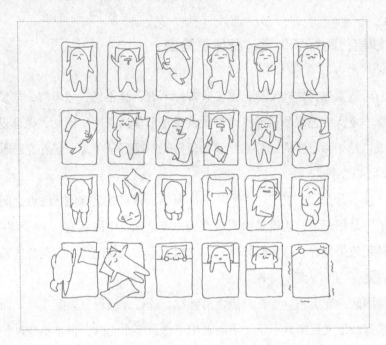

图9　网上流传的一张非常有趣的24种睡姿图

很多人因为工作地方或学习环境的限制，午休多是坐着或趴着睡觉，其实，这样会影响脑部的血液供应，所以，刚睡醒时有头昏、眼花、乏力的症状。

如果条件允许，中午睡觉也应该选择平卧或者侧躺着，这样对身心才最健康。另外，睡子午觉还要注意，天气再热也不要贪凉，睡觉时不要正对穿堂风口，头部不要正对电风扇或者空调，可以在腹部盖条毛巾或者毛毯，睡前也不要吃太油腻的东西。

小妙招：平掉将军肚，去了游泳圈

到夏至，天气明显闷热起来。不少人会中暑。有三种人最容易中暑：第一，火气大的人，炎热攻心就中暑；第二，体质虚弱的人，不能耐受高温；第三，体内湿气较重的人，外在炎热之气，蒸动内在的湿气，也容易中暑。

针对这三种人，应采取不同的养生方案来防止中暑。火气较大的人，应该多吃一些清心降火的食物，如绿豆汤、莲子银耳汤等；而体质虚弱的人，则可以饮用山药冬瓜汤，慢慢调理身体，增强抵抗力。至于体内湿气较重的人，则要排出湿气。可以服用藿香正气水，然后沾水拍打肩窝、肘窝和大椎的位置，以散暑热之气。这是应急的方法。平时锻炼，可以推拿腰部的带脉，以达到健脾养胃祛湿散热的效果。

腰带一圈的位置是带脉的所在。带脉是比较特殊的经络，属于奇经八脉。其他经络都是竖着走的，唯独它横着，绕腰一圈，起到收束整体经络的作用。

很多女性腰上堆积了不少的脂肪，好像腰上挂着一个游泳圈。其实这是因为带脉之气不足，收束不住其他经络。这时，就可以推揉带脉，以帮助通畅十二经，消除肠胃积热和脂肪。

具体的操作方法是这样的：双手合十，指尖向前，掌跟顶住肚脐，然后双掌掌跟用力向两侧开推。推到腰的两侧时，手背与后腰的命门穴相对。接着就从命门穴开始，手背向腰两侧推回来。

如此反复，推5～10分钟，最好推到带脉发热为止。这样能有效打通带脉。坚持做一个夏天，不但体内湿热之气散发通畅，防止中暑，而且还能健美身体。男的平掉将军肚，女的去了游泳圈。

节气习俗：吃了夏至面，健康看得见

　　对于古人而言，夏至这天，官府要放假三天，让大小官员回家与亲人团聚畅饮。他们在与妻儿团聚的同时，常常会烧上一桌好菜，请来左邻右舍，既体察民意，又融洽了感情。餐桌上除了桃李瓜藕和爽口的凉粉之外，面条是必须要吃的，长长的面条，不仅寓意长寿，还暗示了夏至长长的白天。

　　时至今日，夏至这天吃面在很多地区依然非常盛行。在山东各地，夏至日要吃凉面，俗称过水面，吃凉面有提醒大家注意防暑降温的意思。胶州一带把凉面又称为"入伏面"。按照老北京的风俗习惯，每年一到夏至节气就可以大啖生菜、凉面，因为这个时候气候炎热，吃些生冷之物可以降火开胃，又不至于因寒凉而损害健康。

11

XIAOSHU

小暑

◎ 小暑时节，要注意消暑防湿。民间有『冬不坐石，夏不坐木』的说法，因为夏季气温高、湿度大，长时间将桌椅摆放在露天，容易受潮，一旦座椅温度升高，就会将这潮气散发给人体，久而久之，甚至会诱发风湿和关节炎等病。

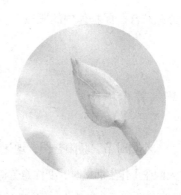

节气解说与气候变化

每年7月7日或8日之间，太阳到达黄经105度，即为小暑。《易·系辞上》说："日月运行，一寒一暑。""暑"字，本义是指炎热，后引申为炎热的季节。但节气歌谣曰："小暑不算热，大暑三伏天。" 古人认为小暑期间，还不是一年中最热的时候，只是炎热的初期，故称为小暑，大暑节气才是夏季炎热的顶端。

小暑节气，是天气转热的标记，也是夏季的晴雨表。时至小暑，很多地区的平均气温已接近30℃，时有热浪袭人之感。北方大地，树木静默，树叶在空中一动不动，病恹恹地无精打采，狗趴在阴凉处，也懒得动弹。"小暑接大暑，热得无处躲""小暑大暑，上蒸下煮"，都说明了这一时期的热。

小暑时节，雷雨也时常光顾我国大部分地区。"节到小暑进伏天，天变无常雨连绵。"小暑开始，我国东部淮河、秦岭一线以北的地区降水明显增加，而且雨量比较集中。也有的年份，小暑前后北方冷空气势力仍较强，在长江中下游地区与南方暖空气势均力敌，于是，出现锋面雷雨。"小暑一声雷，倒转做黄梅"，小暑时节的雷雨常常是"倒黄梅"的天气信息，暗示了雨带还会在长江中下游维持一段时间。

小暑节气是人体阳气最旺盛的时候。"春夏养阳"，所以人们要注意劳逸结合，保护体内的阳气。

节气养生指南

小暑时节，骄阳普照，地热蒸腾，正是人体阳气活动旺盛之时，所以，人们在工作生活之时，要注意劳逸结合，保护人体阳气，以顺应季节的变化。

第一，清淡饮食。小暑节气后，饮食应以清淡为主，因为清淡易于消化，满足人体食欲减退的需求。而且此时适逢时令瓜果蔬菜大量上市之际，适当食用非常有利于健康。俗话说"头伏饺子二伏面，三伏烙饼摊鸡蛋"。这种吃法便是为了使身体多出汗，排出体内的各种毒素。用荷叶、扁豆、薏米、瘦肉、泽泻等材料煲成的消暑汤，非常适合此节气食用。多吃水果也有益防暑，但是不要食用过量，以免增加肠胃负担。

第二，心要静。炎热盛夏的来临，给忙碌的现代人带来的不仅是身体不适的困扰，心理情绪的困扰也日益明显，如果平时饮食和起居生活不注意，就很容易动"肝火"，产生闷热、烦躁、心焦、疲惫等不适。这就是"情绪中暑"所引起的。"情绪中暑"对夏日养生和身心健康的危害甚大，特别是老年体弱者，更容易因情绪障碍造成心肌缺血、心律失常和血压升高，甚至发生猝死。为此，要做到早睡早起，情志愉快不发怒，适当参加一些户外活动，如爬山、散步、游泳、听音乐等。

第三，防中暑。小暑时节，防中暑是非常重要的。因为此时天气炎热，强烈阳光照射过久，红外线就会使人的大脑丧失调节体温的能力，很容易发生中暑。再加上外界气温高，空气湿度大，汗液蒸发困难，体内热量积蓄过多以及出汗过多，也会导致体内水和盐大量排出。若是得不到及时补充，同样可能中暑。所以，体力劳动者、室外工作者，尤其应该多饮水，可以常喝绿豆汤来预防中暑。

第四，减少运动量。小暑正是进入伏天的开始，这个时候，最好坚持"少动多静"的原则，到大自然中去，步山径、抚松竹，还可在环境清幽的室内，品茶吟诗、观景纳凉。运动最好选在早上和晚上，晨练不宜过早，以免影响睡眠。

小妙招：摇摇蒲扇，笑解烦忧

在炎热的夏天，老年人若经常手摇扇子，不仅可以消暑，还能起到健身防病的作用。摇扇子是一种需要手指、腕和局部关节肌肉协调配合的上肢运动。

在天热的时候经常摇扇，正是对上肢关节肌肉的锻炼，可以促进肌肉的血液循环，增强肌肉力量和各关节协调配合的灵活性，能够有效预防和改善肩周炎。

摇扇子还可锻炼大脑血管的收缩与舒张功能。有学者研究发现，中风病人中大部分是在右脑半球微血管破裂出血，而多数中老年人的脑萎缩却发生在左半脑。

这是由于一般人长期习惯使用右手，左手运动较少，造成左脑半球锻炼有余而右脑半球锻炼不足造成的。

因此，老年人在热天应有意识地进行左手摇扇，通过加强左手运动，活化右脑，改善左侧肢体的灵活性和肌体萎缩，还可以增强右脑半球血管的弹性，减少脑血管疾病的发生。

另外，还有一个手部锻炼操，很适合肩部关节不爽的人：把手抬起来，手心向自己，然后让双手的小鱼际相互砍。此法可以辅助治疗肩周炎。

这是因为我们的小指外侧一直到肩膀走的是小肠经，小肠经专门调节肩膀的各种问题，很多医家称它为"肩脉"。

只要有时间，就可以进行这个手部锻炼操，尤其在下午1～3点气血流注于小肠经的时候，砍够200下，效果会很明显。

刺激小肠经还能减少两侧颧骨的斑点和鱼尾纹，改善口疮、咽痛、耳聋、耳鸣、听力下降等问题。

小妙招：承山与丰隆，祛湿又化痰

小暑时节，炎热湿闷，很多人会失眠，第二天早晨起来，就会觉得眼睑、手臂等出现了浮肿的情况。尤其是女性朋友，这样的情况似乎很常见。这是因为身体对内外环境的调节一时无法适应所致，活动一段时间会自动消失。

需要注意的是，有些水肿是因为暑天湿邪困脾引起的，尽管用不了多长时间就会消失，但是因为根本问题没有解决，仍然会觉得气闷、困倦、瞌睡、反应迟钝等。

中医认为，脾胃为后天之本，气血生化之源。脾主运化，脾统血、统气，统水液，如果脾运化功能健旺的话，能防止水液在体内发生滞留，也能防止痰湿等病理产物的生成。

但是，一旦受到湿邪的入侵，就容易削减脾的动能，导致痰湿的形成，所谓"脾虚生湿"讲的就是这个道理。水肿的发生，正是因为脾不能发挥它统管气血水液的功能。

针对这样的情况，应该怎么办呢？教你一个穴位按摩的方法，即按摩丰隆穴配合承山穴。

丰隆穴位于人体小腿前外侧，外踝尖上8寸处。按摩丰隆穴，不但有去湿化痰的功效，还能调和胃气、补益气血、醒脑安神，经络疏通、健脾利湿，之后还能达到祛脂减肥的目的。方法很简单，每天用大拇指采用点按式的方式按摩此穴1～3分钟即可。

承山穴位于人体小腿后面正中，肌肉浮起的尾端极。用指按住此穴，坚持1～2分钟，或揉此穴5分钟亦可。承山穴是足太阳膀胱经上的重要穴位之一，膀胱经主阳气，刺激承山穴可以振奋此处的阳气，而排除身体里的湿气。

除了按摩祛除痰湿之外，最根本的方法还在于调理夏季的饮食，应多吃祛湿、健脾胃的食物，而少吃增加痰湿的食物。同时，要注意作息安排，不要过度劳累和过度思虑，以免影响人体内部的气机运行和经络畅通。

小妙招：减苦增辛，以养肺气

夏季心火旺盛，心火克肺金，所以容易得肺部疾病。此时宜食暖，不凉腹，慎食肥腻，多食蔬菜，不可多吃生冻之物，吃冷食，或吹空调，寒气容易入肺，造成疾患。尤其要注意减苦增辛，以养肺气。

虽说要减苦增辛，但是有一道菜可以多吃，那就是苦瓜！苦瓜本身具有消暑去热、明目解毒的功效，对人体是非常有好处的。辛味多吃，也并不等于是越辣越好，像湘菜、川菜等辣味食物，就有点辣过头。

辣椒，是辛味口味偏重的一种，不应多食。相对来说，葱、蒜等辛辣菜品要温和很多，在夏季可以适当多吃点，这样才能真正达到养肺之功效。

辛味食物除了上述几种之外，还有香菜、韭菜、生姜、白萝卜、洋葱、油菜、芹菜、茴香、陈皮等，多常见为蔬菜类。

食用辛味食物，是因为它们大多具有发汗、行气、活血、化瘀、开胃等作用，可补益肺气，尤其对于肺气虚的人更应如此。

此外，不少水果都是养肺的能手，像梨有清热解毒、润肺生津、止咳化痰等功效，不管生吃还是榨汁、炖煮或者熬成膏，对肺热咳嗽、支气管炎等症都有较好的治疗效果。葡萄和石榴，也能够补肺。

还有一种养肺的方法，很有意思，那就是笑！中医有"常笑宣肺"的说法。夏季炎热苦闷，很容易闷闷不乐、心情烦躁，如此便会损伤肺气。若本身患有肺部疾患，尤其要保持心情愉快，否则，常年敏感忧郁，肺病就会更加严重。

大笑能使肺扩张，人在笑中还会不自觉地进行深呼吸，使呼吸畅通，可以改善肺部功能。当然，凡事过犹不及，狂笑，则容易成病。

小妙招：女孩要防子宫受寒

到了夏天，女性朋友们常常会很开心，因为又到了穿裙子的季节了。在这个季节，女人可以尽情地展露自己的美丽，美腿、玉臂、香肩，一时之间，随处可见。年轻的女人们或许不觉得这有什么不对，但是稍有些养生经验的女性朋友就会明白，这个季节其实没有那么美！

衣着越来越单薄，而室内整天开着空调，寒气正透过裸露的肌肤侵入身体，使女性特有的脏器——子宫正一步一步受到寒气的威胁，爱美的女性却浑然不知。

子宫温暖，体内气血才会运行通畅，按时盈亏，子宫里的"宝宝种子"才会发育。但是，一旦子宫出现宫寒，血气遇寒就会凝结，身体的形貌不能保持，里面根本没有适宜的温度供胎儿生存和发育，因此，这也是部分女性朋友不孕不育的重要原因。

当女性有痛经、黄褐斑、性冷淡、月经延期、闭经、腰膝酸冷、四肢不温等症状时就要引起注意。若是每次月经到来，经血颜色黯黑、白带色白清稀，且带有腥味，自己的面色黯黑或苍白无华，舌色黯淡，那么基本可以断定，存在宫寒的问题。

怎么解决宫寒的问题呢？首先少吃冷食。如果有两样食物摆在你面前，一样热的，一样凉的。最好是先吃热，再吃凉，这样避免凉气在下被热气压到子宫的危害。遇到阴冷天气喝杯红糖姜茶可以化解寒气。做法很简单，只需要在茶杯里倒入些许红糖和一片姜，用开水冲泡即可。

其次，不管是穿吊带还是短裙，一定要准备外套或者披肩遮盖在肌肤裸露的位置。颈部、肩膀、背部、腰部、腿部、膝盖甚至脚，都不能受凉。所以怕冷的女性，丝袜也是防寒的重要道具。在空调房待久了，可以去户外走走，有助于体内寒气发散出来。

再次，减肥的问题。有些女性为了追求骨感美，想借助节食、减肥药等手段企图快速减肥瘦身。这样做确实在短期内达到效果，但是代价也很大：会导致身体免疫力下降，从而使得寒邪乘虚而入，攻击子宫。其实要减肥，只要多出去走走，促进消化就可以。

在此，介绍一个减肥健身防止宫寒的方法，很有效果。现在很多小区和公园里都铺着鹅卵石，每天晚上出来散散步，走在这种路上，突起的鹅卵石能刺激脚底的经络和穴位，疏通经脉、改善血液循环，祛除寒气，使得全身温暖。

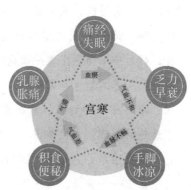

图10　女性宫寒的5个症状

节气习俗：伏羊一碗汤，不用开药方

在鲁南和苏北地区，小暑时节一直流传着"吃暑羊"的传统习俗，这种习俗可追溯到尧舜时期。入暑之后，正值三夏刚过，而此时秋收未到，人们处于夏闲时期。于是在忙活半年后，庄稼人终于有了闲暇时间，他们便三五户一群、七八家一伙吃起暑羊来。而喝着山泉水长大的小山羊，此时经过啃吃数月的青草，变得肉质肥嫩、香气扑鼻。不但汁鲜肉嫩，而且有很好的养生效果，在当地民间就有"彭城伏羊一碗汤，不用神医开药方"的说法。

除此之外，有些地方还有"六月六，吃炒面"的习俗。这是古时六月伏日吃面的演变。其实，这种习俗早在汉代即已有之，魏晋南北朝的时候开始盛行，唐宋时期更为普遍。唐代医学家苏恭还指出，炒面有"解烦热，止泻，实大肠"之效。其制作方法就是把新收割的小麦炒熟磨成面粉，用水和红糖调食，俗称"吃炒面"，传说吃了它，可以去暑气，夏天就不会拉肚子。在不少农村地区还有"吃新"的习俗，即把新割的稻谷碾成米，用做好的饭先供祀祖先和五谷大神，然后全家会围坐在一起同吃尝新粮制成的新食饮。而在城市，一般会将买来的新米与家中的老米同煮，并添加新上市的蔬菜。

小暑节气的到来，意味着我国大部分地区进入夏季，也是一年中最热的季节。人们常说"小暑大暑，上蒸下煮"，中医养生强调小暑节气要注意补充体力，解热防暑，所以在一些地方，小暑节气也素有吃三宝——黄鳝、蜜汁藕、绿豆芽的习俗。

12

大暑

DASHU

◎ 大暑时节，天气变化无常，雷雨频繁，人会感到潮湿、闷热，浑身上下总有湿漉漉的汗水，只有每天中午的时候才会感到有些凉意。大暑的湿气和炎热对人体的生理和心理都会带来不利影响，这个时候一定要做好防暑事宜，注意自身的保健。

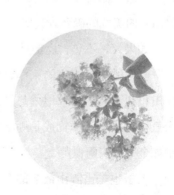

节气解说与气候变化

大暑，夏季的最后一个节气，此时太阳到达黄经120度。农历书载："斗指丙为大暑，斯时天气甚烈于小暑，故名曰大暑"。农历时节大暑，阳光普照极其强烈，地面所积累的辐射热较多，正是一年之中最为炎热的季节，其暑热程度更是超过小暑，故称大暑。

大暑节气正值三伏天的中伏，此时全国大部分地区都处在一年中最热的阶段，而且全国各地温差也不大。恰好与谚语："冷在三九，热在中伏"相吻合。古书中说"大者，乃炎热之极也。"暑热程度从小到大，大暑之后便是立秋，正好符合了物极必反的规律，可见，大暑的炎热程度不一般。

一般说来，大暑节气是华南一年中日照最多、气温最高的时期，我国除青藏高原及东北北部外，大部分地区天气炎热，35℃的高温已是司空见惯，40℃的酷热也不鲜见。特别是在长江中下游地区，骄阳似火，风小湿度大，人们常常感到闷热难耐。

最热的"火炉"，要属新疆的"火焰山"——吐鲁番。大暑前后，下午的气温常在40℃以上。旅居新疆的清代诗人肖雄在《西疆杂述》诗集中写道"试将面饼贴之砖壁，少顷烙熟，烈日可畏。"由此可见，"火焰山"的美称的确名副其实。

如果大暑不热，反倒是不正常的气候现象，"大暑无酷热，五谷多不结"。但酷热对人们的工作、生活也会带来明显的不良影响，此谓"稻在田里热了笑，人在屋里热了跳"。当然，如果连续出现长时间的高温天气，对水稻等作物成长则十分不利，应了那句话"小暑雨如银，大暑雨如金"，滴雨似黄金。

大暑也是雷阵雨最多的季节。人们常把夏季午后的雷阵雨称为"西北雨"，并形容"西北雨，落过无车路""夏雨隔田埂"及"夏雨隔牛背"等，也形象地说明了雷阵雨常常"这边下雨那边晴"的特点。

节气养生指南

大暑作为全年温度最高，阳气最盛的时节，养生的关键要除湿。而大暑极端高的气温对人体的生理和心理会带来种种不利，所以如何除湿降温、进行自我保健就显得很重要。在养生中有"冬病夏治"的说法，冬季容易发作的一些慢性疾病，在此时是最佳的治疗时节。

第一，睡眠有讲究。大暑时节，天气闷热，晚上也酷热难耐。有些人喜欢纳凉至深夜，甚至贪凉而睡于空调下，直吹取凉，这些都是不好的习惯。夏季虽热，但仍阴气逼人，尤其是在人体入睡之后，肌体抵抗力较弱，极易遭受风邪的侵袭。"夏夜避风如避箭"说的就是这个道理。所以，大暑夏日里睡觉最好穿上睡衣，这样既可以很好地吸汗，同时还可以防止受凉。另外，大暑时节，睡眠要充足，不可在过于困乏时才睡，应当在微感乏累时便开始入睡，并且睡眠前不可做剧烈的运动。

第二，桑拿天的运动保健。大暑时节，天气闷热、潮湿，人很容易中暑。因此大暑时节，首先要避开桑拿天，闷热天气尽量少出门、少活动，即使出门也不能长时间在露天活动。为了让体内的湿气散发出来，尽量在早晚温度稍低时进行散步等强度不大的活动。对于中老年人，尤其是有慢性病史的中老年人，在盛夏高温时，要避免体力消耗过大的运动项目。

第三，不要让情绪"中暑"。大暑时节，夏日炎炎，酷暑难忍。如何才能有效抵御狂热和烦躁，让热不可耐的心情得到释放，不至于让自己的情绪"中暑"呢？这就需要学会自我调节，遇到不顺心的事要赶快忘掉，注意休息好，多吃五谷杂粮以健脾补气，多吃芳香的果蔬以使体内阳气向外宣泄，多喝茶水和绿豆汤来清热解暑。俗话说，心静自然凉，或许就在你吃着西瓜喝着冰镇啤酒的不经意间，盛夏酷暑去了，金

095

色秋天来了。

第四，饮食抗暑湿。大暑，正值"中伏"前后，也是江南江北一年当中温度最高、潮气最旺、阳气最盛的时期。这样的天气不仅使人萎靡不振，食欲也大大减退。因此，可以多吃些冬瓜、薏米、茯苓、山药等食物，所谓"天生万物以养民。"也可以熬粥或煮汤，以帮助人体抵御暑湿的侵袭，使人精力旺盛。著名中医药大家李时珍就特别推崇粥品的自然养生，他说："每日起食粥一大碗，空腹虚，谷气便作，所补不细，又极柔腻，与肠胃相得，最为饮食之妙也。"所以，古人称"世间第一补人之物乃粥也。"

第五，冬病夏治。大暑是全年温度最高，阳气最盛的时节，养生保健中常有"冬病夏治"的说法，因此，对于那些每逢冬季发作的慢性疾病，如慢性支气管炎、肺气肿、支气管哮喘、腹泻等疾病，是最佳的治疗时机。如果适时进行科学的调理治疗，往往会收到很好的效果。

小妙招：贪图寒凉，预防中暑

我们知道暑天要预防中暑，但是很多人都不知道，其实中暑有阴阳之分。若分不清楚阴阳，则不利于中暑的防治。

阳暑，是由酷热所造成的。由于暑热伤人，耗气伤阴，多夹湿气，所以阳暑的主要症状有发烧、浑身困重、出虚汗、腹泻、头昏甚至昏厥、抽搐等。有的人做了一天的体力活，酷热难当，突然昏倒；有的人在闷热的车里，出了很多汗，突然栽倒在地。这是中暑，中的就是阳暑。

阴暑，是过于避热贪凉引起的。因为暑热湿盛的时候，人们的毛孔是开张的，腠理是疏松的，此时如果突然受凉，风寒湿邪等便会长驱直入，从而引发中暑症状。主要症状有腹痛腹泻、全身酸痛、恶心、发高烧等。

中阴暑通常是在睡眠、午休和纳凉之时，或夜间露宿室外，或运动劳作后立即用冷水浇头冲身，或立即快速饮进大量冷开水或冰镇饮料，或睡眠时被电扇强风对吹而引发。

对于都市生活的人来说，中阴暑的情况比较多，再加上大暑时节，昼夜温差比较大，皮肤腠理开合频繁，此时如果贪图寒凉，一热一凉之间让虚邪贼风有机可乘，更加大了阴暑发生的可能。

对于阴暑的治疗，首推藿香正气水。从中医学的角度来讲，藿香正气的用药药性偏于温热，因此仅适用于阴暑症状。如果用藿香正气来治疗阳暑，不啻火上浇油。阳暑患者可选择用十滴水来进行治疗，故二者不可混为一谈。

大暑时节，晒着太阳吃海鲜、晒着太阳喝冷饮，都可能会让你中暑哦！所以，少吃寒凉东西，若要清凉度夏，不妨常喝稀饭、淡茶、菜汤、豆浆、果汁，而多吃萝卜、茅根、荸荠、番茄等，也可预防阴暑。

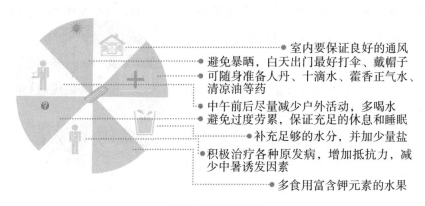

- 室内要保证良好的通风
- 避免暴晒，白天出门最好打伞、戴帽子
- 可随身准备人丹、十滴水、藿香正气水、清凉油等药
- 中午前后尽量减少户外活动，多喝水
- 避免过度劳累，保证充足的休息和睡眠
- 补充足够的水分，并加少量盐
- 积极治疗各种原发病，增加抵抗力，减少中暑诱发因素
- 多食用富含钾元素的水果

图11　8招预防中暑

小妙招：暖胃驱寒，胃口大开

有句俗话："大暑小暑，热死老鼠。"三伏天里，吃不下饭，睡不好觉，针对这种现象，有些人采用的方法是熬。然而熬只会损害自己的脾胃，影响到我们的身体健康。因此，对于大暑时期胃口变差的问题，应该给予足够的重视。

中医认为，大暑期间的厌食症状，多与脾胃受寒有关。有的朋友很疑惑：这大热天的，哪来的寒。正是因为天气热，人们会常常吃冷饮、喝冰水，或吹空调，这就是寒的来由，结果脾胃的机能被弄得不正常，导致胃口变差。怎么办呢？想办法祛除脾胃的寒气就可以了。

有一款生姜红枣粥，驱寒功效很好，是很好的健脾养胃食疗方，对夏季厌食有很好的治疗作用。

需要准备的材料有：生姜15克，红枣5枚，粳米100克。具体的做法是这样的：将生姜洗净去皮、切成姜丝，红枣洗净去核，粳米淘洗干净；然后粳米放入锅内，加入清水1000毫升烧开，放入姜丝、红枣，小火熬煮成粥。吃法为每日2次，早晚温热服食即可。

在这道粥中，姜是温胃散寒的良药，红枣有补气健脾的功效，是调理脾胃的理想食物。对于脾胃虚弱引起的消瘦无力、食少便稀等症，中医通常会在药方上添上一味红枣。

这款粥不但温养脾胃是一绝，而且美容效果也堪称一流。特别提醒您的是，有消瘦、面色偏红、口干舌燥、喝水多而不止渴等阴虚内热的人，不适合食用生姜红枣粥。

除生姜之外，最方便的"暖胃"食物还有山药、大米、小米、糯米、高粱、薏米、豇豆、扁豆、黄豆、香菇、桂圆等。

另外，采取按摩足三里穴来增进食欲也不失为一个好方法。当然，想要养好脾胃，还需要改变那些不良的生活习惯，不贪食寒凉。

小妙招：靠山桩，老年人的马步

俗话说："冬练三九，夏练三伏"，由此可见在夏天进行一项比较合适的运动项目，对健康十分有利。在夏天进行适量的活动，可以提高人们的心脏功能、消化功能和肺活量，并能降低发病率。而炎热的天气对人体消耗较大，在夏天活动要讲究方法，尤其是老年朋友。

下面介绍一个桩功，非常适合需要增强体质的人：站立的状态下，双腿打开一肩宽，然后慢慢向下弯曲，想象着臀部下面有一张椅子。保持这个姿势，时间越长越好。

有的人一看这个姿势，就会大叫："这不就是扎马步吗？前面已经讲过了。"不要着急，没错，这就是扎马步站桩，这个姿势尽管很简单，但很多人根本坚持不了几秒钟。

现在要讲的是，对于身体虚弱和年纪较大的人，可以调整一下：将背部靠在墙上，再来练习这个桩功，就很稳当。

这顿时轻松了很多，有的人又怀疑：这么轻松，会有什么效果呢？不要着急，站下去，你就知道了。

大概坚持一分钟，你就会有感觉：腿开始吃力，继续坚持，接着腿开始发抖；继续下去，你会觉得好累，不过，整条腿都热乎乎的。

每次坚持练习5~10分钟，练到腿部发热，腿上的经络和肌群就能得到刺激。大腿上侧的股四头肌会变得更加强壮，如此就能更好地保护膝关节。而膝盖正是胃经经过的位置，此处得到刺激，对于调理脾胃很有效果，脾胃好了，身体自然也好。

坚持做上几个月，你会发现腿脚灵活了很多，膝盖、关节也不疼了，走起路来就好像脚底生风一样。

事实上这个桩功不只是给老年人做的，每个人都可以做，如果你扎马步站不稳，或缺乏扎马步的积极性，可以先尝试靠山桩。想要拥有修长美腿的女孩子也可以做一做哦，保管你用不了多久，就可以实现减肥的目标。

节气习俗：大暑吃仙草，活得不会老

　　在广东很多地方，大暑有"吃仙草"的习俗，民谚说："六月大暑吃仙草，活如神仙不会老。"仙草又名仙人草、凉粉草，是一种只生在南方，有着淡淡甜味的草，由于其神奇的清暑解热的功效，被誉为"仙草"。《本草纲目》记载，仙草能治丹毒。

　　我国台湾地区则有在大暑吃凤梨的习俗，因为这个时节的凤梨最好吃，而且有败火的作用。再加上凤梨的闽南语发音和"旺来"相同，所以也被用来作为祈求平安吉祥、生意兴隆的象征。

　　与此相反的是，有些地方的人们在大暑时节偏要吃热性食物。在福建莆田一带，当地人要吃荔枝、羊肉和米糟来过大暑。他们认为，大暑吃荔枝，其营养价值和吃人参一样高。而米糟是将糯米饭和白米曲一起发酵而成的醪糟，到大暑那天，把它划成一块块，加些红糖煮食，有大补元气之功效。

13

立秋

LIQIU

◎立秋后虽然一时暑气难消，还有『秋老虎』的余威，但总的趋势是天气逐渐凉爽。此时自然界的阳气变化也从『长』的状态转向『收』的状态。立秋饮食调养宜补养脾胃，这样做既是对夏季损耗的弥补，也是为冬季储存体能、积蓄能量的需要。

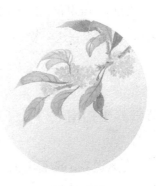

节气解说与气候变化

立秋，是二十四节气中的第十三个节气，在每年8月7日或8日之间，这时太阳到达黄经135度。秋是肃杀的季节，预示着秋天的到来，而苦夏终于结束了，闷热感也理应慢慢消退。即便我国很多地方一时暑气难消，仍然处在炎热的夏季之中，但总的趋势是天气逐渐凉爽。而且气温的早晚温差逐渐明显，往往是白天很热，夜晚比较凉爽。

立秋后降温往往是由于下雨的缘故，这是人们长期观察天气得出的结论，因此有"秋前秋后一场雨，白露前后一场风""立秋下雨人欢乐，处暑下雨万人愁"之说。但立秋后无雨的情况也是有的，民间认为"秋前北风马上雨，秋后北风无滴水"，其后果为"立秋无雨秋干热，立秋有雨秋落落"。

当然，立秋到了，并不代表秋天的气候已经到来了。由于我国地域辽阔幅员广大，纬度、海拔高度不同，实际上是不可能在立秋这一天同时进入凉爽的秋季的。在气候学上，划分气候季节要根据"候平均温度"，即当地连续5日的日平均温度在22℃以下，才算真正秋天的时节。按照这样的标准，江淮地区往往要延续到九月的中下旬，天气才真正凉爽起来。

因此，虽说秋已出了门，但盛夏的余热未消，立秋素有"秋老虎"之称。故此，在这个节气中仍需要注意防暑降温。

节气养生指南

金风送爽，酷暑渐消，立秋一过，气温将逐渐转凉，人们经过一个夏天的暑热熏蒸，身体需要恢复，此时做好养生，可以祛病延年。那么，日常起居该注意些什么呢？

第一，适当秋冻，增强抵抗力。初秋之季，虽有凉风时至，但暑热未尽，天气变化无常，即使在同一地区也会出现"一天有四季，十里不同天"的情况。因而，不宜过多过早地增加衣服，一旦气温回升，出汗受风，很容易伤风感冒，反倒宜适当地"秋冻"，有助于锻炼耐寒能力，促进身体的物质代谢，增加产热，提高人体对低温的适应力。另外，要保证睡眠时间，最好养成午睡的好习惯。秋季气候干燥，空气中湿度小，皮肤容易干燥。在整个秋季都应重视机体水分和维生素的摄入。

第二，汤粥开胃，清淡进补。立秋一到，气候虽然早晚凉爽，但仍有"秋老虎"的肆虐，人们极易有倦怠、乏力、呆滞的感觉。再加上，炎炎夏日，人们常常因为苦夏或过食冷饮，多有脾胃功能减弱的现象，此时如果大量进食补品，特别是过于肥腻的食物，会进一步加重脾胃负担，使长期"虚弱"的胃肠不能一下子承受，导致消化功能紊乱。因此，初秋进补建议多食粥品，尽量少吃葱、姜、蒜、韭菜、辣椒等辛味之品以及油炸、酒和干燥的膨化食品等。此外，此时西瓜、香瓜不能多吃，以免损伤脾胃的阳气。

第三，运动养肺。立秋时节，气温大大下降，这种凉爽舒怡的天气正是锻炼身体的黄金时机，每个人可根据自身情况选择不同的锻炼项目，如太极拳、八段锦、慢跑、呼吸操、快走等。其中太极拳等传统健身运动对于增加肺活量，改善慢性呼吸病患者的肺功能，练习深沉而缓慢的呼吸具有明显作用，是老年人、体质虚弱者、慢性病患者最佳的锻炼方法。

第四，收敛神气，保持安定。由于生理因素与外在自然界景象的关系，当我们看到外界原本生机勃勃的景致渐次荒芜，便容易产生忧愁、悲伤、情绪不稳定等症候。因此秋天要注意避免产生"秋思""忧郁"等不良情绪波动，保持愉悦的心情，避免各种不良刺激。精神调养要做到内心宁静，神志安宁，心情舒畅，切忌悲忧伤感。即使遇到伤感之事，也应主动予以排解，以避肃杀之气。同时还应收敛神气，以适应秋天容平之气。

小妙招：立秋避暑需养脾胃

立秋虽属秋季，但暑气仍烈。天上烈日，地上水湿，湿热交蒸，人居其间，并不好受。湿热之气进入人体，则最易出现脾气被困的病症。何况长夏七月，天气尚热，人们喜食生冷瓜果、冰冻饮料，更助湿邪，损伤脾阳。所以秋七月易见腹满腹泻之类的疾病。早秋脾伤于湿，且为冬天的慢性支气管炎复发种下病根。那么这个时节该如何保养脾胃呢？

第一，多吃一些可以祛除湿热的食物或药物。这里介绍一味祛湿的药食，叫作香薷。香薷，辛温通气，则能和中解表。民间就有立秋喝香薷饮的习俗。香薷饮是立秋的节日饮品，也是足以与湿热之气相抗衡的好汤饮。

具体做法：准备10克香薷，5克白扁豆，5克厚朴。将三味药材放在锅里，加入大半锅水，滚开后转小火煎煮15分钟，关火，等待冷却后，调入蜂蜜即可。

如果立秋之后，天气依然湿热，可为自己、家人和朋友，送一杯香薷饮，让古老的滋味化解"秋老虎"之苦。

第二，多吃一些健脾胃的食物，以促进脾胃功能恢复。在此要推荐非常著名的健脾药食——茯苓。茯苓既是食物，又是药物，很受国人的欢迎。过了立秋之后，不妨用茯苓煮粥食用，既能增加胃口，还可帮助消化。

由于茯苓为利水渗湿之品，阴虚火旺、口干咽燥者和患有老年肾虚，小便过多、尿频遗尿者均不宜食用。事实上，除了茯苓外，芡实、山药、豇豆、小米等都具有健脾益胃的功效，也可多吃。

第三，忌食生冷食物。尽管立秋后天气尚热，但阳气已经开始收敛，阴气已经慢慢增加了，此时吃太多阴寒食物，容易损伤脾阳，所以应避免进食西瓜、香瓜等寒凉瓜果。

第四，做一做穴位按摩。立秋期间按摩丰隆、脾俞、足三里等穴位，也可让脾胃变得强壮起来。丰隆穴是化湿的要穴；脾俞可以健脾和胃，让人胃口大开；而足三里能补中益气、通经活络，以上三穴各按100次，也不失为一种肠胃"避暑"的好办法。

小妙招：少辛增酸，预防秋燥

从立秋开始，空气开始逐渐变得干燥起来。中医认为，此时一定要多吃些能滋阴润燥的食物，如银耳、藕、菠菜、鸭蛋、蜂蜜等，以防止燥邪伤害人体的阴液。所以秋季养阴法则应是用增酸的方式来收敛过旺的肺气，用少辛的方式来减少肺气的耗散。

酸性食物可以刺激唾液分泌，通过吃酸性的食物，能够缓解我们身体的旱情，许多酸性食物，甚至还没有吃到嘴里，只是头脑里想一想，润燥的效果就已经出来了，比如酸梅。所以到了秋季，应当吃些酸味的水果，而像西瓜这类大寒的瓜果，则要少吃了。

这个时节，葡萄已经开始上市了，可以适当地进食一些葡萄。值得注意的是，葡萄属寒性水果，一次不宜吃得太多。

需要特别提醒的是，吃葡萄后不要立即喝水，否则会腹泻。因为葡萄本身有通便润肠之功效，喝水冲淡胃酸，加速肠道的蠕动，腹泻也就产生了。

葡萄并非是人人皆宜，尤其是胃酸过多、痰热咳嗽、胸闷咳喘者，不宜多吃，不仅仅是葡萄，其他酸性太大的食物也应少吃。

另外，这个时节还应多吃一些时令果蔬。比如新鲜的黄瓜、西红柿、冬瓜、梨、荸荠、甘蔗、大枣、银耳、百合等。这些都是天然的润燥食物，都具有与葡萄同样的功能，搭配食用效果更佳。

俗话说："朝朝盐水，晚晚蜜汤。"白开水在人体内容易流失，如果在水中加少量盐，少量多次饮用，就会减少水分流失。蜂蜜具有润肺、养肺的作用，喝点蜂蜜水，可以预防秋燥。

105

饮食注重摄养

- 适当食用寒凉食物，如豆腐、梨、银耳、百合等
- 多吃清淡的食物，少吃油腻、辛辣、过甜、过咸的食物
- 少喝含糖饮料
- 多吃新鲜水果和蔬菜

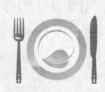

起居注重调养

- 早睡早起，使机体津液充足，精力充沛
- 皮肤水分蒸发快，洗浴不宜使用碱性大的用品

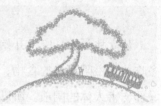

精神注重修养

- 有意识地保持精神愉快和情绪稳定

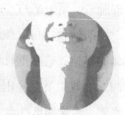

运动注重护养

- 运动量不宜过大和过于剧烈

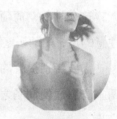

防病注重保养

- 白天喝点温开水，晚上喝点蜂蜜水，补充水分，防止便秘

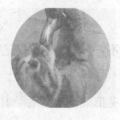

图12　秋燥调理的5个重点

　　除了补充润燥的食品外，还要注意少吃辛辣食物。少辛的原因，是为了减少肺气的耗散。辛辣的食物进入人体，可以调动人体内肺部的阳

气，通过汗液从体内发泄出来，阳气发散了，身体也就凉了。因此，入秋后，辣椒、花椒、生姜等辛热食物，最好少吃，更不宜吃烧烤食物，以免加重秋燥的症状。

小妙招：吃些莲藕，清心又润燥

入秋后气候开始干燥，人们常常会出现口干、唇干、鼻干、咽干、大便干结、皮肤干燥等秋燥现象。此时若不加节制地吃一些热性食物，如羊肉和狗肉等，无异于火上浇油。

中医认为，春要升补，夏要清补，长夏要淡补，秋要平补，冬要温补。立秋之际属于长夏，故要淡补。

那么，该怎么进行淡补呢？

有的人以为，所谓淡补，就是吃素。这种看法是不对的。像兔肉、甲鱼、海参等凉性食物就非常适宜在立秋之后食用，可以达到滋阴养肺、润燥止干、清心安神的效果。

当然，与肉食相比，叶类、花菜和部分瓜果蔬菜的淡补效果更为突出一些。如茄子、鲜藕、绿豆芽、丝瓜、黄瓜、冬瓜、西瓜、苦瓜等清淡食物都具有清暑化湿的功效。因此适当多吃这些清淡食物适当多吃，远远胜过补药的作用。

在上述食物当中，莲藕可以说是比较理想的一种。莲藕具有补中养神、益脾健身的功效。

莲藕可以生吃，也可以熟吃，功效是不一样的。生藕能清热生津止渴，对防治秋燥非常有效；而熟藕能健脾开胃益血。

莲藕生吃的方法：先将莲藕洗刷干净，放在开水中烫几分钟后取出。然后把它切成薄片，放入果汁机中加冷开水打汁、过滤去渣。最后，加上少量冰糖，或者用杏仁霜调服。

这样调制出的莲藕汁，风味、口感都相当不错，还可以起到润燥的效果，对咯血、尿血患者也能起辅助治疗作用。

莲藕凉拌也不错，具体做法是这样的：将莲藕切片后，加白醋少许，再加姜丝、冰糖，因为藕粉遇醋会凝聚，这样咬起来非常清脆，酸中带甜，味道很好。

煮熟以后的莲藕，性由凉变温，失去了消瘀清热的性能，但却变为对脾胃有益的食物，能健脾补胃、养阴润燥，有养胃滋阴、益血、止泻的功效。莲藕排骨汤老少皆宜，可以作为立秋养生的常用食品。

需要特别提醒的是，藕可以生吃，但干燥的莲子是不能生吃的。因为莲子性涩滞，生吃可影响脾胃的正常功能。

小妙招：抱膝滚动，强壮你的腰背

秋高气爽的时节，好久没有运动的人会想通过运动强身健体，结果没有做几个动作，就发现腰背有点酸疼，全身都不得劲。

教你一个方法，可以缓解腰部酸疼：平躺在床上，双腿弯曲，双手扶住膝盖。把小腹收紧，下巴内收。然后让背部在床面上前后滚动。

这样做上几分钟时间，你就会感觉额头冒汗、面色红润，腰背处有一股热气，直通到双腿上，很温暖，非常舒服。

这是膀胱经气血通畅的缘故。腰背一热，酸痛疲劳的感觉就消失无踪了。建议做这个体式时，选择木板床。

背部在硬木板床上滚动，可以有效地刺激到两条重要经络：一条是督脉，它在背部正中线上，也就是脊柱上。督脉总督一身阳气，督脉一动，人体内的气血也就跟着动了起来；另一条是膀胱经，这条经络是人体最大的排毒经络，它能调节腰腿的各种问题。你可以选择在下午3点的时候刺激它，这个时候按摩效果最好。

膀胱经与肾经相表里。人一老，往往就会情绪低落、精神不好、记忆力下降，干什么都没劲儿，这跟肾气不足有关。

　　经常做一做这个抱膝滚动式体操，可以改善肾虚的状态。坚持一段时间，肾阳可以得到提升，这时，你会发现自己的心情也变得更舒畅了。

节气习俗：立秋要啃秋，健康度春秋

　　立秋时节，有"啃秋"的习俗。和"咬春"一样，人们相信立秋时吃西瓜可免除冬天和来春的腹泻，整个秋天都不生病。其实，"啃秋"抒发的是一种丰收的喜悦。

　　在有些地方，"啃秋"也称为"咬秋"。寓意炎炎夏日酷热难熬，时逢立秋，将其咬住。江苏等地在立秋这天吃西瓜以"咬秋"，认为如此可以免生秋痱子。在北京，立秋日"咬秋"的习俗是早上吃甜瓜，晚上吃西瓜，天津人则讲究在立秋这天吃西瓜或香瓜。据说这样可以免腹泻。到了上海，"咬秋"的习俗则变成了向亲朋好友相互馈赠西瓜，以发现良种，交流改进栽种技术。

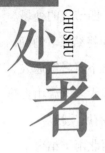

14

CHUSHU

处暑

◎节令到了处暑，气温进入显著变化阶段，逐日下降，已不再暑气逼人。但是秋燥开始抬头。空气中的水汽含量较少，其相对湿度下降。当空气的相对湿度低于3%时，人们就会感觉到皮肤干涩粗糙，鼻腔干燥疼痛或口燥咽干，大便干结等，需要及时采取预防措施以避免发展为疾病。

节气解说与气候变化

每年的8月23日前后，太阳到达黄经150度，是二十四节气的处暑。"处"含有躲藏、终止的意思，"处暑"表示炎热暑天即将结束。的确，节令到了处暑，气温进入显著变化阶段，逐日下降，已不再暑气逼人。处暑既不同于小暑、大暑、也不同于小寒、大寒，它是代表气温由炎热转向寒冷的过渡节气。这种节令变化，自然也在农事上有所反映。

进入处暑节气，冷空气开始到来。东北、华北、西北雨季结束了，迎来了秋高气爽的好天气。但每当冷空气影响我国时，若空气干燥，往往带来刮风天气；若大气中有暖湿气流输送，则会形成一场秋雨。

北方南部的江淮地区，可能会出现较大的降水过程。于是，气温下降明显，昼夜温差加大，而雨后又转瞬艳阳当空，对此夏秋之交的冷热变化，人们往往很不适应，一不小心就容易引发呼吸道、肠胃炎、感冒等疾病。

南方虽有凉意，但是暑热尾声仍在。特别是长江沿岸低海拔地区，在伏旱延续的年份里，更能感受到"秋老虎"的余威。如果"出伏"以后继续出现"秋老虎"，极易形成夏秋连旱，使秋季防火期大大提前。

在此期间，全国各地的暴雨总趋势是减弱的。但是每逢9月，仍是南海和西太平洋热带气旋活动较多的月份之一，受此影响，热带风暴或台风带来的暴雨，对华南和东南沿海影响较大，降水强度一般呈现从沿海向内陆迅速减小的特点。所以，对于疾风暴雨引发的洪水地质灾害要格外引起关注。

节气养生指南

处暑是反映气温变化的一个节气，表示炎热的夏天即将过去，在季节变换之际，我们该如何保持身体健康呢？

第一，化解"秋乏"。处暑期间，天气由热转凉，人们身体出汗明显减少，人体进入一个生理休整阶段，机体产生一种莫名的疲惫感，如不少人清晨醒来还想再睡，这种状况就是人们常说的"秋乏"。要化解"秋乏"，可以从调节人体节律入手，合理调整日常起居，避免熬夜，睡眠要充足，适量增加优质蛋白质的摄入，如鸡蛋、瘦肉、鱼、乳制品和豆制品等，多吃蔬菜水果，不吃或少吃辛辣烧烤类食物以及油腻食物。另外，还要适当加强户外运动，有助于情绪平静、解除秋乏。

第二，睡好觉。处暑节气正是处在由热转凉的交替时期，自然界的阳气由疏泄趋向收敛，人体内阴阳之气的盛衰也随之转换，此时起居作息也要相应地调整。睡眠是调整的重要方面所在。古人在睡眠养生法中还强调了子午觉的重要性，认为子午之时，阴阳交接，极盛及衰，体内气血阴阳失衡，必欲静卧，以候气复。现代研究发现，夜间0~4点，体内器官的功能都降至最低点；中午12~13点，是人体交感神经最疲劳的时间。有统计表明，老年人睡子午觉可降低心、脑血管病的发病率。因此，子午觉既有防病保健的意义，又符合养生道理。

第三，防"秋燥"。处暑期间，天气往往较为干燥、少雨，很多人早晨起床时会感到嗓子发干，干咳无痰，皮肤也变得紧绷、干燥，还可能出现毛发枯燥无光泽、头皮屑增多、嘴唇干燥或裂口，或者产生大便干结等症状，这种现象就是人们常说的"秋燥"。为了有效防治"秋燥"和感冒，可多吃蔬菜和水果；多喝水，在白开水中加盐或蜂蜜；调整起居作息，尽量早睡早起；在保持室内通风的前提下，可在室内养些绿色植物。

第四，出游迎秋。处暑过，暑气止，就连天上的云彩也显得疏散而自如，而不像夏天大暑之时浓云成块，因此，处暑过后正是人们畅游郊野、迎秋赏景的好时节。民间向来在处暑之日，有"七月八月看巧云"之说，暗藏"出游迎秋"之意。因此，处暑时节，不妨抽个时间出门旅游，怡情悦目。

113

小妙招：打通三关，让你身体不再虚

有的人在处暑时节会有头昏眼花、视力下降等不适症状，通常都是因为夏季胃口不好而亏虚了身体所致。于是有人就会想方设法在秋天进补。但若猛然进补，可能会造成虚不受补的情况。

这个时候，最好疏通一下经络。对于身体虚、没力气的人，可以通过穴位按摩的方式，通一通三关，如此再进补，则可以收到更好的效果。

具体的操作方法很简单：双手十指交叉放在后颈部位置，双手掌根夹住后颈部，然后以双手掌根提捏颈肌至发热。

颈部是膀胱经的上部枢纽，打通此处，可以清除头部和面部的毒素，治疗头痛、颈椎病、头昏眼花、视力下降等问题，还能增强记忆力，使人头脑变轻松。

接下来，坐在椅子上，用两手拇指端，掐按两腿后膝窝的正中点——委中穴。力度以稍感酸痛为宜，一压一松为1次，连做20次。然后用拳敲击这个穴位20次。

中医有个说法叫"腰背委中求"，凡是腰部、背部的问题，都可以通过敲击这个穴位来解决。

经常坐办公室的人，腰部、背部或多或少都会有些问题。多敲敲委中穴，就可以通畅这些部位的气血。

再接着，双手握拳轻轻叩打尾骨以上、腰椎以下的八髎穴。八髎穴不是一个穴位，而是八个：两个上髎穴、两个次髎穴、两个中髎穴和两个下髎穴，左右共八个穴位。

八髎穴是膀胱经中部的枢纽。刺激八髎穴可以清除上半身的毒素，改善腰背酸痛、坐骨神经痛、痔疮等问题。

八髎穴还是妇科要穴，专门消炎、活血、化瘀。所以女性要经常敲一敲这个位置，坚持一阵子，会有很好的养生效果。

以上三关打通，膀胱经也基本上畅通了，如此，既能防御外邪，又能起到排毒的效果。对于体虚之人来说，就等于打通了身体强健之路。

小妙招：时令南瓜粥，滋养脾胃身体强

秋天到了，需要滋补，可若是脾胃不好，吃了也没办法消化和吸收，这该怎么办呢？别着急，下面告诉你处暑时节滋补身体的方法。

所谓五味入五脏，五色也入五脏，红入心、青入肝、白入肺、黑入肾、黄入脾。黄色的东西可以养脾。所以，若是你的脾虚，就可以多吃一些黄色食物。

这个季节有什么黄色的食物比较适合滋补脾胃呢？想必你也猜到了，没错，就是南瓜。南瓜补中益气。在这个节气，一碗南瓜粥，对于脾胃的养护来说可谓上品。

南瓜粥，可以加入小米、玉米、大枣。小米是适合老人、病人、产妇的滋补品，最能补虚。玉米调和脾胃。大枣补血养气、调和五脏。这几样除了大枣，其余都是黄色，各有补益的特点，却都是最好的脾胃滋补品。

脾胃为后天之本，五脏六腑都要靠脾胃来运化食物营养作为滋养。脾胃要是虚了，五脏六腑都会跟着虚下去。接着，体质会下降，情绪也不稳定，脑子都不好使了。

对于身体瘦弱、脾胃不和的人，赶快试一试这个食疗方。坚持喝上一个月，保管你的气色会好起来。粥食的特点，就是既养人又可以长期服用，怎么吃都不出问题。

尤其是在处暑这个节气上，伏夏的闷热潮湿刚刚离去，正是需要提升脾胃功能的时候。

这时每天熬一份南瓜粥，全家人都喝一喝，就能让大家的脾胃都好起来。脾胃好了，五脏强了，何愁身体不强？

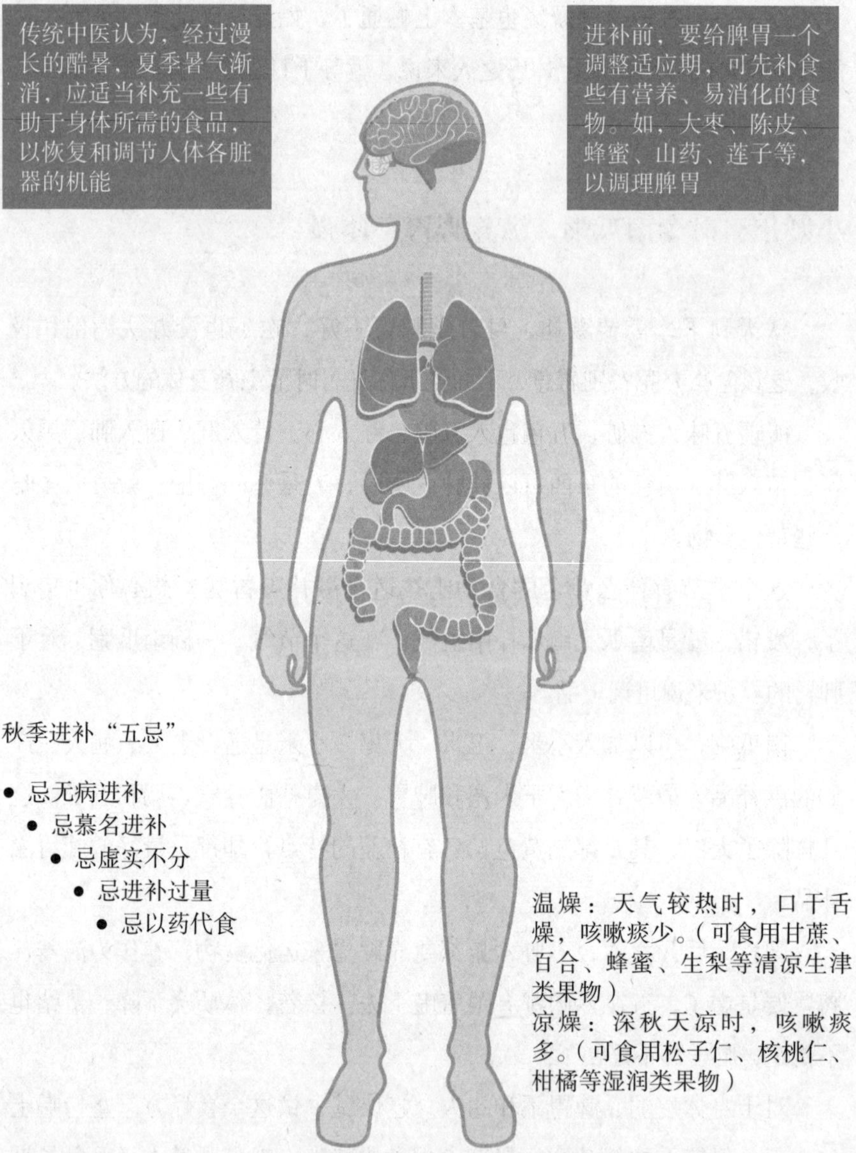

传统中医认为，经过漫长的酷暑，夏季暑气渐消，应适当补充一些有助于身体所需的食品，以恢复和调节人体各脏器的机能

进补前，要给脾胃一个调整适应期，可先补食些有营养、易消化的食物。如、大枣、陈皮、蜂蜜、山药、莲子等，以调理脾胃

秋季进补"五忌"

- 忌无病进补
  - 忌慕名进补
    - 忌虚实不分
      - 忌进补过量
        - 忌以药代食

温燥：天气较热时，口干舌燥，咳嗽痰少。（可食用甘蔗、百合、蜂蜜、生梨等清凉生津类果物）

凉燥：深秋天凉时，咳嗽痰多。（可食用松子仁、核桃仁、柑橘等湿润类果物）

图13　秋季进补的注意事项

小妙招：没时间锻炼？就做脚趾操

对于老年人来说，锻炼身体实在是一件很伤脑筋的事情，一不小

心，可能就会损伤身体。所以很多老年人都不敢轻易运动。其实通过一些小方法，同样可以搬运全身气血，达到活动的效果。

在此，介绍一个锻炼的小体操——脚趾操。只要动动脚趾头，就能让你腰板直、睡眠好。每天做一做，健康又长寿。这个脚趾操总共有三式。

第一式，抓紧。把所有的脚趾都紧紧地抓扣住，扣紧。通过这一式，可以看出一些健康问题。有些人能够紧紧扣住脚趾，而有的人则无法做到。通常睡不好、脑供血不足、精神压力大的人，一般都做不好。

第二式，大脚趾上翘。接着上一式，把大脚趾努力向上打开，而其他四个脚趾都紧紧扣住不动。这一式反映腰部情况，通常腰椎有问题或腰肌劳损的人，这个动作做得不好。

第三式，展开。把五个脚趾都尽情打开，所有脚趾都不能挨着。脚趾打得越开，说明经络就越通畅。反之，则经络有不通畅之处。

以上脚趾操三式练下来，你就会发现自己身体中存在什么问题。每天晚上，泡完脚后做一做，就能够打通经络。坚持一段时间，可以改善睡眠质量，强壮腰背，并且使得头脑和手脚更加灵便。

对我们来说，与其整天琢磨购买包装华丽而不实用的保健品，还不如练一练这套简单实用又乐趣无限的脚趾操。全家老少都可以通过这个方法来锻炼，相信用不了多久，我们就会感受到其中的好处。

节气习俗：处暑吃鸭子，滋阴又补虚

　　老鸭味甘性凉，因此民间有处暑吃鸭子的传统，其做法也五花八门，有白切鸭、柠檬鸭、子姜鸭、烤鸭、荷叶鸭、核桃鸭等。至今，在北京等地区依然保留着这一传统。处暑这天，食客们都会到店里去买处暑百合鸭，这种选用了当季的百合、陈皮、蜂蜜、菊花等养肺生津的食材来调制老鸭的美食，芳香可口，营养丰富。

　　鸭肉具有温和的性质，适于虚火之人。身发低热、体质虚弱、食欲不振、大便干燥和水肿的人，都可以食用鸭肉来进行滋补。同时，营养不良，产后病后体虚、盗汗、遗精、妇女月经少、咽干口渴者，也适宜食用鸭肉。另外，对高血压、高血脂患者来说，鸭肉也是很好的补养品。

15

白露

BAILU

◎进入白露节气，夏季风逐步被冬季风所代替，冷空气转守为攻，暖空气逐渐退避三舍。冷空气分批南下，往往出现气温下降速度加快的情形。古语云『白露节气勿露身，早晚要叮咛』。意在提醒人们此时白天虽然温和，但早晚气候已凉，打赤膊容易着凉。

节气解说与气候变化

白露是反映自然界气温变化的一个节令。每年9月8日前后太阳到达黄经165度，为白露。到了白露，阴气逐渐加重，清晨的露水随之日益加厚，凝结成一层白白的水滴，所以就称之为白露。俗话说："白露秋分夜，一夜冷一夜。"进入白露节气，夏季风逐步被冬季风所代替，冷空气转守为攻，暖空气逐渐退避三舍。冷空气分批南下，往往出现气温下降速度加快的情形。

古代民间谚语说："过了白露节，夜寒日里热"，便是说白露时白天夜里的温差很大。古语也说："白露节气勿露身，早晚要叮咛"。意在提醒人们此时白天虽然温和，但早晚已凉，打赤膊容易着凉。

白露期间，我国北方地区正值秋高气爽之际，气候较为干燥，降水明显减少。在长江中下游地区，第一场秋雨往往可以缓解前期的缺水情况，但是如果冷空气与台风相会，或冷暖空气势均力敌，双方较量进退维艰时，形成的暴雨或低温连阴雨则对秋季作物生长极为不利。西南地区东部、华南和华西地区也往往出现连阴雨天气。东南沿海，特别是华南沿海还可能会因台风引发大暴雨。

华南秋雨多出现于白露至霜降前，尤其以岷江、青衣江中下游地区最多。民间农谚"滥了白露，天天走溜路"，虽然不能以白露这一天是否有雨水来做天气预报，但是，一般白露节前后常有一段连阴雨天气。

此时部分地区还有可能出现秋旱、森林火险等。谚语说："春旱不算旱，秋旱减一半。春旱盖仓房，秋旱断种粮。" 如果长江中下游地区的伏旱，华西地区、华南地区的夏旱，得不到秋雨的滋润，都可能形成夏秋连旱。不仅影响秋季作物收成，还延误秋播作物的播种和出苗生长，影响来年收成。另外，伴随秋旱，在山地林区，受空气干燥、风力加大的影响，森林火险开始进入秋季高发期。

节气养生指南

进入"白露"节气后，气温开始下降，天气逐渐转凉，在清晨时会发现地面和叶子上出现凝结成晶的晶白露滴，就如"白露"的名称一样形象。在这个节气里也有不少养生的注意事项。

第一，白露不露防寒。白露过后，气温逐渐降低，一早一晚更添寒意。此时不宜"秋冻"了。在这种情况下，如果再赤膊露体，就容易受凉，轻则易患感冒，重则易患肺疾。由于秋气主燥，燥易伤肺。如因着凉而使免疫力下降，无力抵御外邪，则会出现肺及呼吸道疾病，如发烧咳嗽、支气管炎、肺炎等。若风邪侵犯筋骨，使经络阻痹，可出现四肢痹症。所以，"白露不露"应防秋寒。

第二，及时添加衣被。白露过后，应撤掉凉席，关上窗户，换上长袖衣入睡，将薄棉被备在床头，是十分必要的，否则很容易受凉引起腹泻。尤其是病老体弱者，更要注意随气温的变化加减衣服。还要注意脚部的保暖。俗话说："寒从脚下起。"科学研究证实，双脚受凉是引发感冒、支气管炎、消化不良、失眠等病症的元凶。因此，对于北方人来说，尤其是耐寒力差的人，白露一过，更要注意足部保暖，以防寒邪侵袭。

第三，最适宜进补的季节。秋天是人体最适宜进补的时候，人们可以根据这一节气的特点科学地摄取营养和调整饮食，以补充夏季的消耗，同时在冬季到来时，减少病毒感染和防止旧病复发。根据"燥则润之"的原则，可选用茭白、南瓜、莲子、桂圆、黑芝麻、红枣、芝麻、蜂蜜、银耳等具有养阴清热、润燥止渴、清新安神的食物。白露为典型的秋季气候，容易出现口干、唇干、鼻干、咽干及大便干结、皮肤干裂等症状。为此，可适当选用一些宣肺化痰、滋阴益气的中药，如人参、沙参、西洋参、百合、杏仁、川贝等，对缓解秋燥多有良效。

第四，斗蟋蟀怡情。自古即有白露节气斗蟋蟀的习俗。白露时节斗蟋蟀的风俗起源于唐，历经宋元明清直至当代。由白露而至寒露，往往是斗蟋蟀的最佳时节。现如今，每到白露节气，许多玩家便远赴外地购买了蟋蟀带回家中精心调养，期望各自的"新宠"中会涌现出善斗的"将军"。斗蟋蟀，乐在一个"斗"字。

小妙招：担心鼻炎来犯？做鼻子保健操

俗话说："秋天到，鼻炎闹"，特别是在白露之后，气候往往比较干燥，早、中、晚的温、湿度变化较大，对鼻部的影响极大。所以在此时，我们更应特别关注鼻子的保健。

下面教你一个鼻子保健操：用右手食指的指腹，从鼻根部沿着鼻梁，自上而下，轻轻地按摩20次，再沿鼻子周围按摩20圈；然后用拇指和食指捏住鼻翼两侧，捏紧后松开，再捏紧再松开，连续20次。最后将两手掌搓热，用右手手掌捂在鼻子上，轻轻地拍打20次，再进行10次深呼吸运动即可。

这个鼻子保健操可连续做2遍，时间为2~5分钟。通过鼻部按摩可刺激鼻部血管，使其扩张变粗，加快血液循环，增强鼻部的抵抗能力，起到预防呼吸道疾病的作用。

因为鼻子周围有许多穴位，如人中穴、四白穴、睛明穴等。按摩时，通过刺激这些穴位能够通经活络、调节气血，防治神经衰弱、脑动脉硬化、中风、嗅觉迟钝、视力下降等病症，是一种简便易行的养生保健方法。

采用这种办法按摩鼻部时，注意这些问题：选择在空气流通的场所锻炼，最好在晨起运用此法。手指按摩鼻部时，动作要轻柔，不可用力重压，以免损伤鼻黏膜。患有鼻出血，鼻部及周围有疖肿时不宜按摩，以免使病情加重。要持之以恒，连续做1~2个月，其效果更为明显。

除了鼻部的按摩外，我们还可以通过其他方法，对鼻子进行保健。

有一种冷水健鼻法也不错：先用毛巾蘸水擦鼻面部，然后将脸部浸入冷水内，在水内用鼻呼气；呼气终了，抬头出水用口吸气，再入水用鼻呼气……如此反复十几次。这样对鼻部可起到很好的按摩作用，也有利于鼻腔内污物的排出。

对于鼻子出现不适的问题，可以采取盐水洗鼻法。可用注射器将温的生理盐水注入鼻孔，然后使盐水或从一侧鼻孔排出，或从口部排出。这样借助于生理盐水自身的杀菌作用及水流的冲击力，可将鼻腔内已有的致病菌及污垢排出，恢复鼻腔的自我排毒功能。

小妙招：脚部体操，让你肾气不再虚

从白露节气开始，天地阳气开始收敛，肾主收藏，这个时候，肾开始收藏阳气，准备过冬。如果肾不好，那就麻烦了。到了冬天，没有充足的气血抵御寒冷，就会出现手脚冰凉、怕冷、耳鸣、腰腿酸软无力、尿频尿急、脱发、失眠多梦等情况。因此，这个时节要调理肾经。

教你一个既能瘦小腿，又能补肾气的方法：每天睡觉之前泡泡脚，泡完脚后，坐到床上，脚心相对。脚心的涌泉穴是肾经的起始穴，这样可以连通肾经。

然后，双手尽可能大面积地握住小腿肚的肌肉稍用力向外翻，同时边做按摩。把整个小腿肚的肌肉从上翻到下，再从下翻到上，直至小腿发热。

不要小看了这个方法，向外翻能按摩到肾经、肝经、脾经和膀胱经这四条经络。小腿发热了就表示经络逐渐通畅了，这时身体会有一种舒适的感觉。带着这种感觉去睡觉，就是最好的保养方式。

这个方法对于有痛经的女性朋友来说，是很好的福音。这样坚持练习一个月，痛经的情况就会得到改善。有手脚冰凉的症状者，也可以通过此法来改善。而对于抱怨腿粗的女孩子来说，那就更值得高兴了。因为这个方法可以瘦小腿。

这是一个简单而又无须任何投入的方法，对于补肾来讲，效果非常好。如果你有肾虚的症状，或者想要改善自己的身体素质，可以经常练一练。

小妙招：元气不足，就喝补气茶

有的人觉得自己的身体没有不适的症状，认为自己就是健康的。其实未必。事实上很多人都处在亚健康状态，免疫力很差。用中医的话来说，就是元气不足。有一个小方法，可以帮助你了解自己的身体状况，就是查看手指甲。

每个指甲上都有一个月牙形状的白痕，中医称之为"元气环"，俗称"月压痕""半月痕"。半月痕的数量，反映了身体的元气状况。元气充足的健康人，双手应该会有8个以上的半月痕，并且，每个半月痕都应该占指甲的1/5。其颜色越白，则表示精力越旺。

如果你长期熬夜，工作压力大，夜生活过度，则会导致元气耗损，这个时候，半月痕的数量就会开始减少。通常，半月痕的减少是从小指开始的。半月痕的数量越少，表示元气越弱，容易手脚冰凉。而没有半月痕的朋友，就表示元气不足。

注意哦，没有半月痕并不一定就代表有病，只能说明免疫力比较差，所以这种体质一定要引起注意，不病则已，一病通常就很难痊愈。

检查完自身元气状况，下面我们来介绍如何补充元气，提升自身的免疫力。在此，要推荐的是一味补气茶。

主要原料包括：制首乌5克、生地5克、枸杞5克、黄芪3克、菊花3克、大枣3枚、冰糖适量。用开水冲泡10分钟即可饮用，一副配方可以泡上一天。具有滋阴益气，温补肝肾的功效，而且不燥不腻，适合常饮。

制首乌平补肝肾，生地、枸杞滋阴补肾，黄芪、大枣健脾益气。菊花、冰糖清热，能平衡其他几味药的热性。

在入冬之际，凡是半月痕不足的朋友都可以喝一喝补气茶。一般来说，开始时需要一个月才能补出一个手指的月牙痕。越到后面，月牙痕长得越快。这是元气充足，体质快速改善的表现。

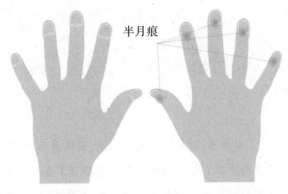

图14　半月痕图示

节气习俗：白露吃龙眼，养血又养颜

在福州有"白露必吃龙眼"的传统。据说在白露这一天吃龙眼，有大补身体的奇效，这一天吃一颗龙眼相当于吃一只鸡那么补，听起来似乎未免有些夸张，不过还是有一些道理的。因为龙眼本身就有益气补脾，养血安神，润肤美容等多种功效，还可以治疗贫血、失眠、神经衰弱等多种疾病。而且白露之前的龙眼个个大颗，核小味甜口感好，所以"白露吃龙眼"是再好不过的了。不管是不是真正大补，吃了就是补，所以福州人也习惯了这一传统习俗。

白露这天，人们还酿米酒。此酒用糯米、高粱等五谷酿成，温中含热，略带甜味，故称"白露米酒"。白露米酒中的精品是"程酒"，其名缘于取程江水酿制而成。此酒斟之现丝，易于入口，清香扑鼻，且后劲极强。喝了此酒会让人醉行千里却酒不醒。《水经注》里记载道："桂阳程乡有千里酒，饮之至家而醒。"旧时苏浙一带的乡下人家每年白露一到，家家都会酿此米酒，用以待客。现今南京城里酒店里还有零拷的白露米酒。

16

秋分

QIUFEN

◎秋分之前，暑热未去，故多见于温燥。秋分之后，气温速降，寒凉渐重，所以多出现凉燥。当然，秋燥的温凉变化，还与每个人的体质和机体反应有关。温燥咳嗽是燥而偏热的类型，凉燥咳嗽是燥而偏寒的类型。这两种类型的秋燥临床症状是不同的，在就医时，需请医生对症治疗。另外，秋分以后，是肠道传染病、疟疾、乙脑的多发季节，因此需要多加注意。

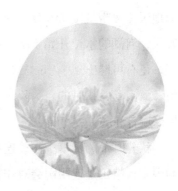

节气解说与气候变化

每年的9月23日前后，太阳到达黄经180度，进入秋分节气。"秋分"与"春分"一样，都是古人最早确立的节气，此时昼夜平分，不再是夏令时节的昼长夜短。从这之后，阳光直射位置逐渐南移，北半球昼短夜长。

按农历来讲，"立秋"是秋季的开始，到"霜降"为秋季的终止，"秋分"正好是从立秋到霜降90天的一半。从秋分这一天起，气候主要呈现三大特点。

阳光直射的位置继续由赤道向南半球推移，北半球昼短夜长的现象将越来越明显，白天逐渐变短，黑夜逐渐变长；昼夜温差逐渐加大，幅度将高于10℃以上；气温逐日下降，逐渐步入深秋季节。而南半球的情况则正好相反。

秋分之后，我国大部分地区先后进入了凉爽的秋季，日平均气温降到了22℃以下。自此之后，随着太阳直射的位置逐渐移至南半球，气温降低的速度明显加快。如农谚所说："一场秋雨一场寒""白露秋分夜，一夜冷一夜"。

秋分之后的日降水量不会很大。我国大部分地区，包括江南、华南地区（热带气旋带来暴雨除外）的降雨日数和雨量进入了降水减少的时段，河湖的水位开始下降，有些季节性河湖甚至会逐渐干涸。在此期间，还有可能出现个别的热带气旋，但影响位置偏南，大多影响华南沿海、海南岛，这时的台风除了大风灾害外，带来的雨水往往对当地的土壤保墒有利。

秋分时节的干旱少雨或连绵阴雨是影响"三秋"正常进行的主要不利因素，特别是连阴雨会对作物造成严重损失。因此，及时抢收秋收作物可免受早霜冻和连阴雨的危害，为来年丰产奠定基础。

节气养生指南

秋分表示已经真正进入秋季，作为昼夜时间相等的节气，人们在养生中也应本着阴阳平衡的规律，起居、饮食等方面，也要做出相应调整。

第一，秋分养生先养肺。秋分以后，气温骤降，雨水开始频繁，寒冷袭人。这种情况下，如果人体抵抗力差，稍不留心，就会引起口唇干燥、干咳，甚至感冒、哮喘等呼吸道疾病，所以，在秋分时期一定要注意保养肺气。要根据天气变化及时添加衣物，适度"秋冻"，尤其是老人、孩子和体质虚弱的人，更要注意保暖。饮食方面应多喝水，多吃糯米、莲藕、萝卜、银耳、百合、梨、苹果等能生津润燥的食物。睡觉时要盖好被褥，少吃生冷食物，患有胃肠疾病的人，更要注意预防寒冷刺激以免引发旧患。

第二，秋分时节谨防"心衰"。"自古逢秋悲寂寥"，秋分时节，落叶纷飞，各种萧条的景象令人忧愁、敏感多疑，久而久之，对人体的身心健康非常不利，甚至出现头昏、乏力、心慌等一系列所谓"心衰"的症状。所以，我们要调整好心情，谨防心衰。对待身边的人和事，心态要平和，不要觉得时时处处都有人要和你作对，不要过于敏感；遇到压力或苦闷，要多和朋友亲人交流，不要把自己封闭在紧张压抑的心理状态中；闲暇时间，多去锻炼身体，不仅有利于身体健康，还可以使自己的心胸变得更开阔。

第三，注意胃部的养护。从秋分节气开始，人们的秋燥症状一般属于凉燥。秋分以前有暑热的余气，故多见于温燥；中秋之后，秋风渐紧，寒凉渐重，所以多出现凉燥。当然，温与凉的变化，还与人的体质和机体反应有一定关系。秋分以后，气候渐凉，是胃病的多发与复发季节。胃肠道对寒冷的刺激非常敏感，如果防护不当，不注意饮食和生活规律，就会引发胃肠道疾病而出现反酸、腹胀、腹泻、腹痛等症，或使原来的胃病加重。所以患有慢性胃炎的人，此时要特别注意胃部的保暖。

129

小妙招：叩齿保健，坚固牙齿更养颜

秋天的空气很干燥，使人脸色黯淡。有的人就会想方设法吃补品，然而，体质虚弱、脾胃不好的人，很可能出现虚不受补的情况。怎么办呢？可以通过叩齿养生法来改善。

这个方法很简单：只需要空口咬牙就可以了，每天早晚各做36次就可以坚固牙齿，同时锻炼脸部肌肉。除此之外，还要记住叩齿过程中所产生的唾液不要吐掉，可以分作三小口，徐徐咽下。

秋季的干燥天气，会带走体内的津液、水分，使得人体出现阴虚火热的情况，比如眼睛干涩、喉咙干痒咳嗽、脸上的皮肤起屑等。

而在中医看来，唾为肾之液，有滋润皮毛、五官，濡养内脏、骨骼以及脑髓的作用。唾沫充沛，人的皮肤就饱满、年轻而滋润，反之则干瘪起皱、易于老化。

我们都知道，名贵补品燕窝，其实就是金丝燕的唾液，可不要小看这个唾液，其实它们是滋补养颜的琼浆玉液。

咽下叩齿之后的唾液，可以改善人体阴虚火热的状况。一个叩齿、一个吞咽，不要小看这么简单的方法，只要能够坚持做，你就会发现，用不了多久，自己的皮肤变得饱满了，精力也充足了，牙齿也坚固了。

如果能够坚持叩齿养生，到八九十岁，你的牙口也很好的。牙口好，补充营养全面，身体自然就好了。

小妙招：嗓子哑了，贝母雪梨帮助你

有的人一到秋天，声音就会变得沙哑起来，其实这就是秋燥的症状。对付秋燥，莫过吃梨。梨，对于热燥所引起的各种秋燥症状均有很好的

牙的介绍

　　我们利用牙齿咬和嚼碎食物。当我们长大后，乳牙（我们的第一套牙齿）会被32颗恒牙所取代。

　　恒牙分为4种类型：切牙、尖牙、前磨牙、磨牙。切牙和尖牙负责将食物咬碎，而前磨牙和磨牙则负责咀嚼食物。

　　人们在20多岁时，还会长出智齿，它们也属于磨牙。

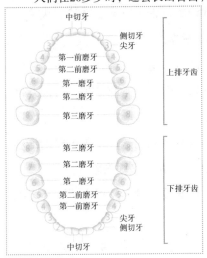

牙齿的类型

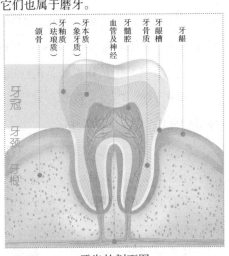

牙齿的剖面图

（注：牙齿中，牙龈以上的部分为牙冠；牙齿的中央部分为牙颈；牙齿嵌入颌骨中的基部为牙根。）

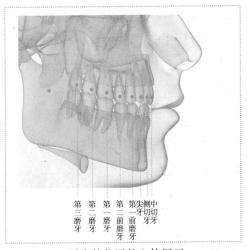

牙齿的位置的立体展示

图15　牙齿的介绍

预防和治疗功效。

如果你发现自己的嗓子沙哑了，或者因秋燥而咳嗽，告诉你一个好办法：将梨洗干净，切下蒂头，梨的中间挖出一块果肉，放入贝母，再盖上蒂头。把梨放在电饭锅里炖一下，然后饮汤，将梨和贝母一起吃掉。

这个方法具有止咳化痰、退火平喘的功效。中医认为，梨能润肺凉心，清痰降火，解疮毒、酒毒，对热性病的烦渴、咳嗽、喉痛、失音、眼赤肿痛、大便不通等症，都有良好的缓解作用。

白露节气，正是秋燥横行的时刻。此时最适宜吃梨，尤其是口渴咽痛、声哑干咳、咯血、皮肤干燥等症状发生时，赶紧吃些梨，可以帮助你抵御秋燥邪气，润泽肺脏。

梨可以生食，也可以熟食。不过，需要注意的是，秋季天气渐渐转凉后，就不是人人都能吃了。因为梨性寒，吃梨过多则伤阳气。

患有冠心病、糖尿病、身体阳虚、畏寒肢冷者、腹胃虚者不宜多吃梨，孕妇也不宜吃梨。

其实除了梨之外，对于克制深秋的"凉燥"，白萝卜的效果也不错。中医认为，白萝卜是温性的，微微具有辣味，而且多汁，辛辣具有行气的功效，这些汁液刚好被它的行气作用所推动，可以四处润燥。

白萝卜虽好，但吃时也要注意。由于白萝卜味辛甘，所以脾胃虚寒、进食不化或体质虚弱者宜少食；白萝卜破气，服人参、生熟地、何首乌等补药后不要食用，否则会影响药效。此外，由于食用生白萝卜产气较多，对溃疡病也不利，所以有此类疾病的患者要少吃白萝卜。

除了白萝卜外，菠菜和山药同样有防治秋燥的功效。这些食物，均可在寒露之后适当进食，可以帮助你远离秋燥的侵扰。

小妙招：养肺补水，肌肤水汪汪

秋燥伤肺，首先就会影响我们的皮肤。这个观点可能很多人都不能理解。《黄帝内经》记载：肺是水上之源，肺主皮毛。如果肺热、肺燥，皮肤就干燥。所以，一到秋季，发干开裂的肯定是肢体末端的皮肤。因此要保证皮肤的水嫩、光滑，仅靠护肤品是不够的，养护肺脏是关键。

要尽量少吃或不吃辣椒、葱、姜、蒜、胡椒等燥热之品，少吃油炸、肥腻食物，以防加重秋燥症状。

可以选择具有润肺功能的食物来吃。如前面介绍过的梨、蜂蜜、冰糖、大米、莲子、百合等都具有润肺的功效，可以多吃。

在此告诉大家一种独特的润肺方法——鼻吸蒸汽法：将热水倒入茶杯中，用鼻子对准茶杯吸入，每次10分钟左右就可以了，通过吸入蒸汽而使肺脏得到水的满足。

此外，按摩手肘外侧肘横纹终点处的曲池穴以及内踝上四指位置的三阴交穴，可以活血、滋阴、清热，同样可以改善皮肤干燥的状况。

按摩合谷穴和迎香穴，也可以改善脸部皮肤的干燥问题。事实上两个穴位是脸部美容大穴，经常按摩，可以改善脸部循环，让人具有健康好气色。

除了以上手段外，平时要勤洗澡。因为洗浴有利于血液循环，能使肺脏与皮肤气血流畅，发挥润肤、润肺之作用。

做好这些养护措施，再配合使用一些护肤品来补水保湿，你就会发现皮肤保养的效果特别好。

节气习俗：秋分吃秋菜，清肠体更健

秋菜是一种野苋菜，田园人家称之为"秋碧蒿"。每逢秋分这一天，在岭南地区，昔日四邑的开平苍城镇的谢姓，有个习俗，即"秋分吃秋菜"。

这一天，全村人都去采摘秋菜。在田野中搜寻时，最常见到的是嫩绿的、细细的，约有巴掌那样长短的秋菜。采回的秋菜一般与家里的鱼片"滚汤"，名曰"秋汤"。

对此，民间流传着这样一句顺口溜："秋汤灌脏，洗涤肝肠。阖家老少，平安健康。" 祈求家宅安宁，身壮力健。

现代营养学表明，食用秋菜可增强抗病、防病能力，既令人健康少病，又可以润肤美容。无论是炒着吃，凉拌吃，还是做大馅包子，味道都极好。

17

寒露

HANLU

寒露时节，南岭及以北的广大地区均已进入秋季，东北和西北地区已进入或即将进入冬季。随着气温的下降，会发生很多疾病，其中最应警惕的是心脑血管病，另外，中风、老年慢性支气管炎复发、哮喘病复发、肺炎等疾病也严重威胁着老年人的生命安全。因此在这多事之秋的寒露节气中，应合理地安排好日常的起居生活，对身体的健康有着重要作用。

节气解说与气候变化

每年10月8日前后，太阳移至黄经195度，为二十四节气的寒露。史书记载"斗指寒甲为寒露，斯时露寒而冷，将欲凝结，故名寒露。""寒露"的意思是此时期的气温比"白露"时更低，地面的露水更冷，快要凝结成霜了。寒露时节，南岭及以北的广大地区均已进入秋季，东北和西北地区已进入或即将进入冬季。

农历寒露节气，始于10月上旬末，终于10月下旬。在此期间，太阳的直射点在南半球继续南移，北半球阳光照射的角度也明显开始倾斜，地面所接收的太阳热量远不如夏季，冷空气的势力范围所造成的影响，有时甚至会扩展到华南。

"寒露"节气是天气转凉的象征，从此之后，天气逐渐由凉爽向寒冷过渡。田野里，青草上的露珠寒光四射，如俗语所说的那样，"寒露寒露，遍地冷露"。此时我国有些地区会出现霜冻，北方已呈深秋景象，白云红叶，偶尔在道路两旁可见晶莹的霜。南方也秋意渐浓，蝉噤荷残。

寒露期间，人们可以明显感觉到季节的变化。开始用"寒"字来表达自己对天气的感受。若遇一场较强的冷空气随之带来的秋风、秋雨过后，温度下降8～10℃已较常见。除全年飞雪的青藏高原外，东北和新疆北部地区一般已经开始飘雪了。不过，寒露以后，由于我国大部分地区受冷高压的控制，天气常是昼暖夜凉，晴空万里，一派深秋景象，白天总是给人秋高气爽的感觉。

寒露期间，我国绝大部分地区雷暴已消失，只有云南、四川和贵州局部地区尚可听到雷声。华北10月份降水量一般只有9月降水量的一半或更少，西北地区则只有几毫米到20多毫米。华南雨量亦日趋减少，干旱少雨往往给小麦的适时播种带来困难。

秋雨绵绵，烟雨蒙蒙，成为我国南方大部分地区的一种灾害性天气。伴随着绵雨的气候特征是：湿度大，云量多，日照少，阴天多，雾日也自此显著增加。在高原地区，寒露前后是雪害最严重的季节之一，应该注意预防。

节气养生指南

万物随寒气增长，逐渐萧落，这是热与冷交替的季节。在自然界中，阴阳之气开始转变，阳气渐退，阴气渐生，我们的生理活动也要适应自然界的变化，以确保体内的阴阳平衡。所以，要因时制宜，安排好日常的饮食起居，增强机体免疫力。

第一，多食滋阴润肺的食物。寒露时节起，雨水渐少，天气干燥，昼热夜凉。如果调养不当，极易出现咽干、鼻燥、皮肤干燥等一系列的秋燥症状。所以，寒露时节的饮食调养应根据个人的具体情况，多食滋阴润肺的食物，如梨、柿、萝卜、冬瓜、百合、藕、银耳及豆类、菌类、海带、紫菜等，既可补脾胃，又能养肺润肠，还可防治咽干口燥等症。同时，还应少吃辛辣刺激、香燥、熏烤等类食品。平时室内也要保持一定的湿度。

第二，精神调养不容忽视。寒露以后，由于气候渐冷，日照减少，风起叶落，在一些人心中时常会引起凄凉之感，出现情绪不稳，易伤感的忧郁心情。因此，培养乐观豁达的宣泄积郁之情，是养生保健不可缺少的内容之一。不妨到公园湖滨，荒郊野外进行适当的体育锻炼，既能增强体质又可以调节精神。寒露时节，菊花傲然怒放，此时出游赏菊是一个不错的选择。

第三，做好预防感冒。由于气温不断下降，寒露后是感冒最流行的疾病。研究认为，感冒病毒因为气温的下降和空气的干燥而增加致病力。上呼吸道在环境温度低于15℃时，人们的抗病力就会下降，所以伤风感冒的重要诱因是受凉。为预防感冒应该首先要适时更衣，通过加强锻炼来增强体质。此外，在此季节老年人的生命安全被老年慢性支气管炎、哮喘病复发严重威胁着，据统计，老年慢性支气管炎病人，感冒后

90%以上会导致急性发作，而老年肺炎的发病率和死亡率在此节气会骤然升高。所以在这个节气中，不能掉以轻心。

第四，调整起居时间。适逢秋季凉爽之时，人们的起居时间也应作相应的调整。每到寒露时节，由于环境气候变冷，患脑血栓的病人就会增加，其中原因又和天气变冷、人们的睡眠时间增多有关。因为人在睡眠时，血流速度减慢易形成血栓。古本典籍《素问·四气调神大论》中明确指出："秋三月，早卧早起，与鸡俱兴"。早卧早起以顺应节气变化，分时调养，更能确保身体健康。

第五，预防秋雾。每年深秋时节，大雾天气是在所难免的。这种阴霾天气可能会对心脏、呼吸道有影响，还可能会伤肺。为此，平时习惯晨练的人，在有雾的早晨最好在室内进行锻炼。外出时，遇到秋雾天也要做好防护准备。

小妙招：学会科学泡脚，才能快活到老

寒露的天气特点，就是一个字："寒"。此时秋风肃杀，天气渐凉，寒潮来临，最易引发慢性气管炎、肺气肿、风寒湿痹、关节疼痛。因此这个时候，养生必须防止寒邪伤人。特别是足部的保暖，尤为关键。

谚语说："白露身不露，寒露脚不露。"因为人的足部距离心脏最远，又直接与地面接触，故而散热较快，最易受到寒邪侵袭。特别是体质虚弱的人，脚经常是冰凉的，因而中医有"寒从脚起"的说法。

这个时候，有的人常用炉火烤足，其实这样并不好，容易导致足部皮肤皲裂。最简单实用的方法是用热水泡脚。中医认为，足部与全身所有脏腑经络均有密切关系，用热水泡脚，可以起到调整脏腑功能、增强体质的作用。

因此，历代养生家都把用热水泡脚作为养生益寿的一项措施。具体做法是，先用脸盆准备半盆热水，旁边再准备一个热水瓶，然后双足入盆浸泡，水温稍高，但不能烫伤脚。每次泡脚最好在20分钟左右。

用热水泡脚，可以驱散寒气，温暖全身，并促进周身血液循环，及时消除疲劳，特别是长途跋涉之后，用热水浸泡双足，能很快消除疲劳和恢复体力。

秋冬季节，天气寒冷，早晚都可以泡脚。早上运动后用热水洗足可以健脑强身。夜晚泡足可以改善睡眠，使人提前入睡，有助于提高睡眠质量。

不过，泡脚的时候，要注意以下事项。

首先，泡脚时间不宜过长。因为泡脚的时候，人体血液循环加快，心率也比平时快，时间太长的话，容易增加心脏负担。

其次，体质虚弱者和老年人，应缩短泡脚时间。在泡脚过程中，一旦感觉有胸闷、头晕，应立刻停止，马上躺在床上休息。尤其要注意心脑血管疾病患者，最好不要泡脚。

第三，晚饭1个小时以后才可以泡脚。因为饭后人体内大部分血液都流向消化道，如果立即用热水泡脚，血液会转而流向下肢，从而影响消化吸收，不利于营养补充。

139

小妙招：行气活血，预防肩周炎

随着秋天的到来，肩周炎也到了高发期。中医认为，肩周炎是人体肝肾亏损、气血衰落，遇到风邪、寒邪、湿邪乘虚而入，导致血不养筋、经气不畅而出现了不通则痛的病症。在秋季，阳气由生发开始转向收敛，气候也由炎热逐渐转成寒凉，最易导致肩周炎复发。

如何提高自身免疫力，防止肩周炎的发生呢？预防肩周炎，最重要的是补气血，再配合祛寒湿。

饮食上应多吃具有理气、活血、通络作用的食物和强壮筋骨的食物，如羊肉、木瓜、丝瓜、韭菜、山楂、当归等。多吃一些具有驱寒功效的食物，如葱、姜、蒜、辣椒、牛肉、羊肉等。

可以喝一点白酒，因为白酒具有行气活血的功效，不过饮酒不宜过量，每天一两左右即可。同时要注意，有些人是不能喝酒的。

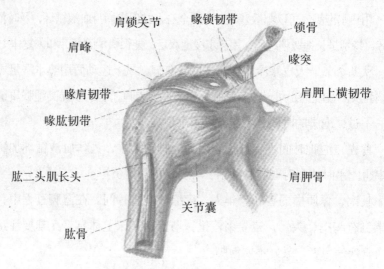

肩锁关节　　喙锁韧带　　　锁骨

肩峰　　　　　　　　　　　　喙突

喙肩韧带　　　　　　　　肩胛上横韧带

喙肱韧带

肱二头肌长头　　　　　　　　肩胛骨

　　　　　　　　关节囊

肱骨

图16　肩周炎易发部位——肩关节前面观

　　除饮食调养外，按摩穴位也可起到行气活血、预防肩周炎的效果。最有效的穴位是位于拇指和食指指根间的合谷穴。刺激合谷穴，可以缓解肩部酸痛，但要用强刺激、强拧捏。

　　还有就是肩井穴。古代医家常用这个穴位来治疗肩周炎。肩井穴位于脖子根部与肩头连接线的正中央。一压肩井穴，就会感到十分舒服的压痛，很容易找到。

　　如果肩膀的酸痛扩及背部时，指压天宗穴即可见效。天宗穴是位于肩胛骨正中央的穴位。在肩膀背侧，左右皆有三角形的骨，即肩胛骨。

　　为了提高行气活血的效果，也可以配合按摩风池穴、天柱穴。结合上述方法，再做一些简单的功能锻炼，则效果更佳。

　　（1）爬墙：双脚并拢，面对墙壁，用双手或单手沿墙壁缓缓向上爬动，使上臂尽量高举，然后缓缓下回原处，反复数次。

　　（2）甩手：轮流甩动手臂。每天早晚各1次，每次10～20分钟。要持之以恒，循序渐进，幅度要由小渐大。

　　如果肩周炎犯了，则要注意免提重物和肩部的保暖。疼痛部位可配合热敷，每天1次，每次10分钟。注意水温不要过高，以免烫伤。

小妙招：学会三个穴，自己做足疗

老年人体质偏弱，适逢秋冬季节，外界寒冷，不方便外出锻炼，如何保健成了问题。此时不妨学习一下脚部穴位按摩法，给自己做一个足疗，以保养我们的内脏。

脚上的太溪穴、太冲穴、太白穴，分别是肾、肝、脾三条经络上的重要大穴。每天揉一揉这三个穴位就等于做了一次足疗。

（1）太溪，在内踝骨向后凹陷的位置。这个穴位是肾经原穴，能滋阴降火，又能培阳补肾。可谓是补肾的一个要穴。按摩此穴，可以调理由肾阳虚引起的怕冷、四肢冰凉、头晕、胆小、易受惊吓，也可以调理肾阴虚引起的慢性咽炎、心烦、失眠、牙痛。肾气虚的人，若分不清是阳虚还是阴虚，可以按摩这个穴位来调理。

（2）太冲，在脚背上的大脚趾和第二个脚趾中间的缝隙里。这个穴位是肝经的原穴，能疏肝解郁、调和气血，可以调治青光眼、高血压、心脑血管疾病。老人按这个穴位时感觉特别疼，往往说明血压不正常，经常按揉可以降压。年轻女性按压此穴很疼，通常反映其肝火比较大，爱发脾气，或者月经不调。经常按揉此穴可以祛肝火、调月经。

（3）太白，在脚内侧，大脚趾骨鼓起来的关节后下方凹陷处。这个穴位是脾经的原穴，能健脾化湿、理气和胃。老人可以通过按摩此穴来调治因脾胃功能下降导致的消化不良、胃痛、腹胀、拉肚子、便秘等症状。同时，按摩这个穴位还可以调理脸色发黄、乏力犯困、没有精神、食欲不振等症状。

学会按摩以上三个穴位，就可以经常给自己做足疗。中医讲春夏养阳，秋冬养阴，寒露这个节气正是调养阴经的关键期。而这三个穴位所在的肾、肝、脾三条经络都属于阴经，在对的时间按摩对的穴位，效果自然更加显著。

节气习俗：寒露节，吃螃蟹

　　南京有寒露节气吃螃蟹的习惯。俗话说："寒露发脚，霜降捉着，西风响，蟹脚痒"。寒露节时，正是秋风送爽、菊黄蟹肥秋意浓之时。此时雌蟹卵满、黄膏丰腴，也正是吃母蟹的最佳季节。所以，寒露节后，不妨进食几只肥蟹来满足自己的舌尖味蕾。

　　螃蟹性寒，患有伤风、发热、胃痛、腹泻的人，吃了螃蟹会使病情加剧。患有慢性肾炎、十二指肠溃疡、胆囊炎、胆结石、肝炎的病人，最好不要吃螃蟹，以免病情加重。因为蟹黄中胆固醇含量较高，患有冠心病、高血压、动脉硬化等病人，应少吃或不吃。

霜降

◎ 霜降期间，人的阳气与草木一样开始由收转向了藏，脾脏功能过于旺盛易导致胃病，是慢性胃炎和胃痛、十二指肠溃疡病等胃病复发的高峰期。由于寒冷的刺激，人体的胃肠蠕动的正常规律被扰乱，破坏了胃肠的防御屏障，对溃疡的修复不利，可导致新溃疡的出现。这段时间，应少吃辣味和温补之物，尽量不饮酒。

节气解说与气候变化

每年10月23日前后，太阳到达黄经210度，为二十四节气中的霜降。霜降是秋季的最后一个节气，也是秋季到冬季的过渡节气。霜降节气含有天气逐渐变冷，露水凝结成霜的意思。在我国黄河流域，已出现白霜，千里沃野上，一片银色冰晶熠熠闪光，此时树叶枯黄，叶子纷纷飘落下来。古籍《二十四节气解》中说："气肃而霜降，阴始凝也。"可见，"霜降"表示天气逐渐变冷，开始降霜。

气象学上，一般把秋季出现的第一次霜叫作"早霜"或"初霜"，把春季出现的最后一次霜叫作"晚霜"或"终霜"。从"终霜"到"初霜"的间隔时期，就是无霜期。也有把"早霜"称作"菊花霜"，因为此时恰是菊花盛开的季节。

霜是由水汽而凝成的，那水汽又是怎样凝成霜的呢？ 在晴朗无风的夜里或清晨，地面如同揭了被子一样，热量散发得极快，没一会儿工夫，地表温度就骤然下降到0℃以下，于是，近地面的水汽就会凝结在溪边、桥间、树叶和泥土上，形成细微的冰针，有的还会形成六角形的霜花。

自古以来，人们就喜欢用露水来表示秋色的深浅。入秋不久，草叶上的露水是晶莹剔透的，万分惹人怜爱，这时的秋，名为"白露"，透着几分年轻人诗意的缠绵。待秋意渐浓，寒气渐重之时，进入"寒露"，那露水只需轻触一下，就让人感觉到一阵透心的凉意。再往后半个月，便是"霜降"。

从农业生产角度看，如果霜来得早，会影响大秋作物的后期成熟度，小麦冬前弱苗也会受到冻害的威胁。我国各地的初霜是自北向南、自高山向平原逐渐推迟的。除全年有霜的地区外，最早见霜的是大兴安岭北部，一般出现在8月底；东北大部、内蒙古和北疆初霜多在9月份；

而厦门、广州一带则要到新年过后才能见霜。

俗话说："霜降杀百草"，意思是说，严霜打过的植物，一点生机也没有。其实真正危害庄稼的是"冻"，而不是"霜"。霜冻则是指由于温度剧降而引起的作物冻害现象，其致害温度因作物、品种和生育期的不同而异。所以，与其说"霜降杀百草"，不如说"霜冻杀百草"，冻才是杀害庄稼的"真凶"。

节气养生指南

霜降时节，养生保健尤为重要，民间有谚语"一年补透透，不如补霜降"，足见这个节气对人体健康的影响。

第一，"补冬不如补霜降"。谚语有"补冬不如补霜降"的说法，认为"秋补"比"补冬"更当紧。因此，秋末时节，宜多吃生津润燥、宣肺止咳的食物，如梨、苹果、橄榄、洋葱、芥菜、萝卜等，防止秋季最容易出现的口干、皮肤粗糙、大便干结等"秋燥"现象。但要少吃辛辣的食物，如姜、葱、蒜、辣椒等，以防"上火"。不过，霜降虽然要补，但讲究因人而异。脾胃虚弱者、老年人或慢性病患者在食补时，应尽量吃温热食物，以汤类、粥类最为适宜，既营养滋补，又利于吸收。

第二，注意护胃。霜降时节，正值秋冬过渡之际，天气更加寒冷。受此刺激，人体自主神经功能极易发生紊乱，胃肠蠕动的正常规律被扰乱。再加上人体代谢增强，食欲改善，食量增加，必然会加重胃肠功能负担。若是在深秋时外出，难免吞入一些冷空气，引起胃肠黏膜血管收缩，对胃部健康不利。因此，要特别注意日常起居中的保养，适当进行体育锻炼，改善胃肠血液供应；注意及时添衣防寒，尤其是注意腹部保暖；注意劳逸结合，避免过度劳累；保持情绪稳定，防止情绪消极低落。另外要切忌暴食和醉酒。

小妙招：每天倒着走，活到九十九

秋天气候在逐渐变凉，人的血液循环等生理功能相对地趋向减弱，所以要适当增加运动量，以加强心肺功能，抗御寒冷。既宜动又宜静，是秋季运动养生的时令特点，而解决这一矛盾最好的办法之一，就是采取反常态运动法，比如，倒着行走。

人走路都是向前行的，在特定的情况下，"倒行"与"倒立""爬行""赤脚""饥饿""长啸""冷水浴"等活动一样，都属反常态行为。这些行为不仅能起到一般的健身作用，同时对人体的不同器官或部位还能起到独特的医疗保健作用。

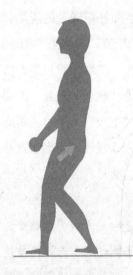

1. 人在倒走时比向前步行要多消耗78%的能量，心率要增加47%
2. 倒走可刺激不常活动的肌肉，促进血液循环，改善人体的平衡力。还可以防治脑萎缩，特别是对腰腿有显著疗效，肥胖者还能适当的减肥
3. 倒走时不可以穿带跟的鞋，有条件的可以在生活中使用负跟鞋替代倒走
4. 倒走可以矫正驼背。其原理就在于它是重心向后移动，对脊柱的弯曲（驼背）必然有矫正作用

图17 "倒走"示意图

倒行与向前行方向相反，走动时动用的筋骨、肌肉群也不相同。向前行时，人体姿势、骨盆是向前倾的，颈椎、腰椎、腰肌、踝膝关节都处于较紧张状态，时间久了会产生习惯性慢性劳损。而倒行时，人体姿势、骨盆倾斜与向前行时恰巧相反，可使颈部、腰部的紧张状态得到相

应的松弛和调适，从而有利于劳损部位的康复。

倒行应选择车少人少的宽阔地，在倒行中，脖子还可轻轻左右扭转，步履大小快慢适度，两手自然摆动，全身放松。运动应循序渐进，量力而行。

小妙招：肠胃不太好，三个穴位帮你忙

秋冬季节是胃病的多发与复发时节。中医认为，秋冬两季，天地间阳气日退，阴寒渐生，胃病患者由于体内的寒气不易外散，加上外界寒冷的气候，容易发生胃痛、胃胀、呃逆、不想吃饭等症状。

对于霜降时节高发的胃痛症状，温胃散寒是最有效的办法。此时选择一些暖胃食物，如南瓜、胡萝卜、甘蓝、红薯等，可以达到养胃暖胃的目的。

由于肠胃喜暖恶冷，入秋后要特别注意胃部保暖，及时添加衣服，夜晚避免腹部着凉。另外，我们还可通过穴位按摩缓解和治疗胃肠疾病。

（1）中脘穴。中脘穴是治疗胃肠疾病中十分重要的一个穴位。具体的操作方法：仰卧，放松肌肉，一边缓缓吐气一边用指头用力下压，6秒钟后将手离开，重复10次，就能使胃感到舒适。在胃痛时采用中脘指压法效果更佳。

（2）天枢穴。此穴位于肚脐左右两拇指宽处。患者可平躺在床上，用中间三个手指下压、按摩此处约2分钟。天枢穴的主治病症包括消化不良、恶心想吐、胃胀、腹泻、腹痛等。

（3）足三里穴。按压6秒钟将手离开一次，重复10次，就可促进胃酸分泌，使胃感到舒服，而且还能起到止疼的作用。

小妙招：掌握这几招，预防哮喘来骚扰

深秋季节，由于受到风寒或风热之邪入体，加之治疗不当造成寒邪

残留体内，此时人体肺气较弱、肾阳渐衰，人体抵抗力相对减弱，空气中的寒气稍加刺激，哮喘便会发作。面对哮喘，该怎么办呢？

第一，注意背部的保暖防寒。背部的风门穴，是风出入胸腔的门户。这个穴位的位置，刚好对应到我们的两扇肺叶，所以对肺的影响非常大。作为哮喘患者，一定不要让这个部位受寒，除了不要穿露背的衣服外，平时可以适当点按或推揉此穴位，把这个门关好，按摩的时间以不超过10分钟为准。

第二，注意预防感冒。在临床中，90%的哮喘是因为感冒引起的。具体操作是这样的：风池穴是风邪入脑的一个屏障。按摩风池穴，可以预防感冒的发生。双手十指自然张开，紧贴枕后部，以两手的大拇指按压双侧风池穴，用力上下推压，稍感酸胀。每次按压不少于32下，多多益善，以自感穴位处发热为度。

第三，注意不要贪食寒凉。医家有言："形寒饮冷伤肺"。有些人原本在谈笑风生，可是在谈笑过程中几杯冷饮下肚，哮喘马上就发作了。所以要注意，像冰水、冰棍、冰淇淋、冰可乐、冰啤酒等寒凉饮品，最好少吃或不吃。患有哮喘的人，吃生梨、西瓜、香蕉等食物，也要注意。

第四，消除体内寒痰。医家有言："脾是生痰之源，肺是储痰之器"，因此，哮喘的治疗应着眼于调治脾、肺和肾三脏。平时多吃一些滋补三脏的食物，如山药、栗子、核桃等。

尤其是山药，滋补三脏的效果非常好，可以经常食用。清代名医张锡纯创制了一道食疗方——"山药芡实薏米粥"，非常适合哮喘患者食用。

小妙招：芡实养生粥，滋润过深秋

很多人不太清楚深秋如何进补，一说到进补，人们想到的，或者是大鱼大肉，或者是人参燕窝。结果造成体内湿热之气不化，导致各种疾病。因此，进补要讲科学。想要健康，就不能乱补。

　　进补，不见得要名贵中药、大鱼大肉，在此推荐一种"补而不峻""防燥不腻"的平补之品——芡实。芡实具有健脾补肾、养胃止泻的效果。刚好对上了深秋补脾胃而冬季补肾的养生理论。所以，深秋吃芡实是非常有利于身体健康的。

　　宋代名人苏轼的养生妙法之中，就有食用芡实一法。有人曾问他："唐宋八大家，苏家占了三位，究竟有何秘方？"苏轼笑曰："家传益智强身之法，日嚼芡实一枚，后缓缓咽下。"

　　用芡实煮粥，最是滋补。《本草纲目》记载："糯米合芡实作粥食，益精强志，聪耳明目，通五脏，好颜色。"

　　芡实粥的做法很简单：先将芡实煮熟，去壳，研粉，晒干备用。每次取芡实粉30～50克，粳米50～100克，同煮成稀粥。如果能够加入山药粉或莲子粉同煮，补益的效果就更加明显。

　　不过，吃芡实时要用慢火炖煮至烂熟，细嚼慢咽，方能起到充养身体的作用。一次不能食用太多，以50克为宜。由于芡实有较强的收涩作用，便秘、尿赤者及妇女产后皆不宜食。

　　当然，除了食用芡实粥之外，此时节可以多食用一些温补不燥的食物，如核桃仁、黑豆、三七、鸡肉、黄芪、当归、生地、三七、葱白、生姜等。

节气习俗：霜降吃柿子，嘴唇不开裂

　　在泉州等地，霜降时节有吃柿子的习俗，在当地人看来，这种做法不仅可以御寒保暖，还能补筋骨。之所以偏偏要在霜降吃柿子，是因为柿子的最佳成熟期恰好在霜降前后。此时的柿子，个儿大，皮薄，汁甜，可谓达到了最佳的食用状态。

　　现代营养学指出，柿子不但具有涩肠、润肺、止血、和胃的功效，还可以补虚、解酒、止咳、利肠、除热、止血，具有极高的营养价值，被誉为"最甜的金果子"。闽南人还流传这样的说法，霜降这天要吃柿子，不然整个冬天嘴唇都会裂开。

立冬

◎ 立冬时节，阴气盛极，阳气潜藏。立冬意味着冬季开始，万物收藏，以避寒冷。过了立冬之后，大自然阳气开始渐长，阴气渐退。这时候，人体的阳气也随着自然界的转化而潜藏于内，养生应顺其自然界闭藏之规律，要养阳、藏阳、补肾藏精，养精蓄锐，为来春的生机勃发做准备。

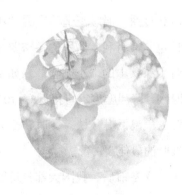

节气解说与气候变化

每年11月7日或8日，是二十四节气的第19个节气。此时太阳位于黄经225度，为立冬节气。对"立冬"的理解，不能仅仅停留在冬天开始的意思上。追根溯源，古人对"立"的理解与现代人一样，寓意"建立、开始"。但"冬"字就不那么简单了，《说文解字》上说："四时尽也。" 如此看来，立冬不仅代表着冬天的来临，确切地说，立冬意味着冬季开始，万物收藏，以避寒冷。

由于我国幅员辽阔，立冬之后，南北温差愈发拉大。北方许多地区已是风干物燥、万物凋零、寒气逼人，而华南地区仍然青山绿水、鸟语花香、温暖宜人。

作为早已入冬的西北、华北、东北等地，随着冷空气的加强，此时的大风、降温可以说是习以为常。从华北中南部到黄淮等地，立冬期间的冷空气，常常不是大风把这一带山区红叶一扫而光，就是把城里的树也吹成"光杆"，让人们有一种一下子进入冬天的感觉。若遇到势力强、速度快的冷空气，一路狂奔，使北方山口地区和南方的江湖河面风力加大，大风还会一直吹到东南沿海和台湾海峡。

而对于长江中下游地区，即便寒风扫过，气温也会迅速回升，出现风和日丽、温暖舒适的十月"小阳春"。不仅气候宜人，对冬作物的生长也非常有利。这里的冬季要到"小雪"节气前后才真正开始。不过，对于深秋中的"小阳春"，如果遇到强冷空气迅速南下，有时不到一天时间，降温幅度就可接近8~10℃，甚至更多。但大风过后，依然阳光照耀，气温回升较快。此时，令人惬意的深秋天气已接近尾声，也进入了红叶的最佳观赏期。

立冬前后，我国大部分地区降水显著减少，但形式出现多样化：有雨、雪、雨夹雪、霰、冰粒等。当有强冷空气影响时，江南也会下雪。

东北地区大地封冻，农林作物进入越冬期；江淮地区"三秋"已接近尾声；江南忙着抢种晚茬冬麦，抓紧移栽油菜；而华南却是"立冬种麦正当时"的最佳时期，水分条件的好坏与农作物的苗期生长及越冬都有着十分密切的关系。

节气养生指南

立冬，标志着冬季即将来临，对人体而言，新陈代谢也处于相对缓慢的水平，生活起居也要顺应这一规律，做出相应调整。

第一，适量运动不可少。冬天寒冷，人体四肢较为僵硬，锻炼前适当做些热身活动。先进行伸展肢体、慢跑、轻器械等活动，待身体微微出汗后，再进行高强度的健身运动。运动后要及时穿上衣服，以免着凉。老年人出外锻炼，也要注意保暖，同时，要避免晨练起得太早。因为早晨气温低，人体血压容易升高，心肌耗氧量也增加，此时晨练易引发心肌梗死或脑溢血等意外情况。晨练时间可以适当推迟，以"见太阳才运动"为宜。而且在冬季锻炼身体时，要防止运动过度，避免大汗淋漓，以身体微热为度。

第二，恬淡无求。在冬季，人体新陈代谢处于相对缓慢的时期，因此，要保持精神安静，恬淡无求。遇到不顺心的事情，要学会调控不良情绪，保持心态平和。同时，要多晒太阳。因为冬季天黑得早，黑夜来临时，人体大脑松果体的褪黑激素分泌增强，能影响人的情绪，而光照可抑制此激素的分泌，也是容易使人产生抑郁情绪的一个原因。

第三，调节好睡眠时间。在生活起居方面，冬季应早睡晚起，保证充足的睡眠，适当睡个懒觉也是可以的，有利于阳气潜藏、阴精蓄积。早晨不宜起得太早，也不宜太迟，一般太阳升起也即阳气生发时再起床。

第四，饮食调养。立冬以后，天气逐渐转寒，为了增强人体对寒冷的抗御能力，调整饮食、增加热量是其中的方法之一。在寒冷的环境里，适当进食高热量食品，能促进糖、脂肪、蛋白质的分解代谢。同时，也要多吃新鲜蔬菜水果，以避免维生素和矿物质的缺乏。建议多饮豆浆、牛奶，多吃萝卜、青菜、豆腐、木耳等食物。食物中的碳水化合物则主要来自粮食和薯类，谷类食物也不能减少。

小妙招：冬天来了，晒一晒你的背

进入冬天的时候，大家的工作通常会繁忙起来，精神紧张导致睡眠的质量也不好，早晨起床眼泡就会有点肿。这通常是阳气不足的表现。按道理来说，应该休养一阵，但是工作也放不下，怎么办呢？教你一个方法：晒太阳。

在冬天，寒邪最为猖狂，往往在暗地里伤人。中医认为，寒为阴邪，易伤阳气。这阳气好比天上的太阳，赋予光明，温养万物。没有阳气，人体将失去新陈代谢的活力，体质会越来越弱，变得越来越怕冷。人也会变得沉闷、胆怯、遇事不敢面对，有点困难就逃避，做事拖拖拉拉的，连自己都不满意。

当你发现自己有拖拉的毛病时，就要注意了，这往往说明你的阳气不足。中医圣贤教导我们在冬天要注意封藏，以养阳气。人与自然之气相通，适当晒太阳是最好的补益方式。而冬天的自然规律是阴盛阳衰，所以应多晒太阳以强壮阳气、温通经络。体内阳气足了，内心的阴霾也驱散了，心情舒畅，连病邪也赶走了。

晒太阳的时候，尤其要掌握方法，如此方能获得好的养生效果。古代养生家认为，头为诸阳之会，不宜直接对着太阳，以免阳气过旺，所以后背最合适。即"负日之暄"。养生典籍《老老恒言》说："背日光而坐，脊梁得有微暖，能使遍体和畅。日为太阳之精，其光壮人阳气。"

每天以背部对着阳光，然后闭上眼睛做几十个腹式呼吸，就是入冬补阳第一大法。就这样，一个立冬节气晒下来，你会发现，所有的疲劳感全部消失了，白天精力十足，晚上睡眠质量也非常好。真可谓大道至简：方法越简单，效果越神奇。

小妙招：百菜不如白菜

很多人一到冬天就容易发生口腔溃疡、牙龈肿痛、出血、大便秘结等症状。这个时候，可多吃一些大白菜，能有效缓解其不良症状。

大白菜含水量丰富，高达95%。冬天天气干燥，多吃白菜，可以起到很好的滋阴润燥、护肤养颜的作用。

白菜中含有的纤维素，可增强肠胃的蠕动，减少粪便在体内的存留时间，帮助消化和排泄，从而减轻肝、肾的负担，防止多种胃病的发生。

白菜本身所含热量极少，不至于引起热量储存。白菜中含钠也很少，不会使机体保存多余水分，可以减轻心脏负担。中老年人和肥胖者，多吃白菜还可以减肥。

中医认为，白菜性微寒无毒，养胃生津，除烦解渴，利尿通便，清热解毒。可用于治感冒、发烧口渴、支气管炎、咳嗽、食积、便秘、小便不利、冻疮等。

冬季如果患有冻疮，可将大白菜洗净切碎煎浓汤，每晚睡前洗冻疮患处，连洗数日，即可见效。

总之，白菜是补充营养，净化血液，疏通肠胃，预防疾病，促进新陈代谢，有利于人体健康的佳蔬良药。

不过，再好的东西都要服用得法才能收到好的效果，如若不然，不但不能获得好处，反而会带来问题。

比如，对于气虚胃冷的人，多吃白菜，可能引起恶心吐沫。如果出现这样的情况，可以吃点儿生姜，暖一暖胃。

另外，民间在冬天的时候会做"白菜炖豆腐"，吃起来特别爽口，虽然美味但要注意的是两者结合容易形成结石的草酸钙。

当然，除大白菜外，还应选择圆白菜、白萝卜、胡萝卜、黄豆芽、绿豆芽、油菜等，这些菜维生素含量都比较丰富，要经常调换品种，合理搭配，对健康更好。

小妙招：多吃一些菌类食品

进入冬季，新鲜的蔬菜缺乏，特别是绿叶菜减少，而冬季人们的食量明显增大，食用菌类蔬菜便成为养生的首选食品。冬天吃菌类食物既健康又能长寿。下面介绍几种常见菌类食品的养生效果。

香菇，性平味甘，具有和胃益肾、补气健脾的作用。香菇内含有能降解癌毒素的多糖成分，从而减少癌毒素对免疫系统的影响。被誉为"蘑菇皇后"的香菇，营养价值非常高，是冬季里食用火锅的佳品。

黑木耳，具有清肺益气、润燥、益胃、活血、滋补强身的功效，对于血痢、痔出血、便血、崩中漏下等症具有辅助治疗效果。黑木耳中含有的植物胶质，更是有益于人体的天然滋补品，其味道鲜美、营养丰富，是冬季里家庭烹饪中经常食用的佳品。

银耳，性平味甘，可以养阴生津、润肺化痰。冬季经常食用银耳，可以有效缓解失眠、神经衰弱、心悸、身体虚弱、动脉硬化和高血压病等症状。

金针菇，具有补肝、益肠胃的功效。金针菇中锌含量较高，对预防男性前列腺疾病较有帮助。金针菇还是高钾低钠食品，可防治高血压，对老年人也有益。

平菇，具有补虚、抗癌的功效，能改善人体新陈代谢，增强体质，调节自主神经。平菇还有追风散寒、舒筋活络的作用，可以缓解腰腿疼痛、手足麻木、经络不适等症。

小妙招：双脚分一分，补一补肝肾

冬季阳气初生，火力方微，饮食养生宜顺应体内阳气潜藏，调理肝肾。肝，是人体最大的腺体，是最重要的消化器官、代谢器官和防御器官；肾是生命之本，生命的衰退与肾有直接的关系。中年人尤其应当注意肝肾的保健，而且冬季是最适宜补肝肾的季节。

除了饮食上的保养，平时多做一些运动，也可以起到保护肝肾的作用。中医认为，强筋即可补肝，强骨即可补肾。

这里向大家介绍一种再简单不过的动作，是我们每天都可以轻松做到的。那就是每天双脚分一分，轻松保健补肝肾。

具体方法：坐姿，把双腿伸直，两脚分开，将脚尖回勾，用双手抓住脚趾，让身体慢慢往下压，坚持片刻后恢复自然状态。不要小看这么一个简单的动作，每天做几次，就可以轻松地补益肝肾了。

这是因为大腿内侧走有肝、肾经，肝藏血，肾藏精，做两腿分开向下压的动作能够拉伸肝、肾经，补益肝肾，而且在脚底还有一横一竖两根"地筋"，一个养肝，一个养肾，肝、肾经要一起锻炼，才会协调一致，这个动作可以同时锻炼到肝肾功能，是最简单最有效的运动。

157

每天利用闲暇时间做数次，几天后就会发现自己的身体已经养血蓄精，精血充足，仿佛加满油的汽车，一直跑下去都不会感到疲惫。每天早晨练上几分钟，精力充沛，让一天都精神饱满。晚上练几分钟，有助于提高睡眠质量，轻松入睡。

长时间坚持，更会明显增强肝、肾功能，起到护肝护肾的效果。同时，需要注意的是，做这个动作时不必刻意要求身体紧贴于大腿，只要感觉腿后的大筋确有拉伸就可以了。

注意，不要过于用力，甚至使用蛮力，否则会使经络感到不适，适得其反。只有身体自身觉得舒适，才会起到补益的效果。

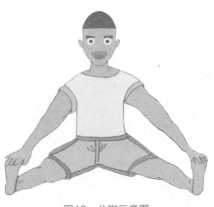

图18　分脚示意图

节气习俗：冬酿酒，味更醇

立冬习俗，最素朴且最具人情味儿的，当属酿酒。对此，《诗经》中记载道："八月剥枣，十月获稻。为此春酒，以介眉寿。"到了宋代，在吸取前代的基础上，酿酒技艺也逐渐成熟，不仅酒的种类增多了，酒的醇香美味也日渐提高。

清代立冬节气时酿酒，顾禄在《清嘉录》中有记载："十月间，乡田人家以草药酿酒，谓之'冬酿酒'"。可以拿来酿酒的草药有秋露白、杜茅柴、靠壁清、竹叶清。山村田园人家自己酿的酒，味醇浓香，大多以自家的米酒搭配草药酿制而成。

XIAOXUE

小雪

◎ 随着小雪节气的到来，气候渐冷，小雪也成了寒冷开始的标志，地面上的露珠变成了霜。中原地区开始下雪，南方地区秋风瑟瑟、秋雨阵阵。眼看北风吹、雪花飘的场景就在眼前，也提醒人们到了御寒保暖的时候。

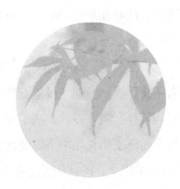

节气解说与气候变化

每年11月22日或23日，太阳到达黄经240度，为小雪。下雪，地面上又无积雪，就是"小雪"的原本之意。随着小雪节气的到来，气候渐冷，小雪也成了寒冷开始的标志，不仅地面上的露珠变成了霜，而且也使空气中的雨变成了雪花。

一般这个时期在中原地区已开始下雪了，而在南方地区则是明显的深秋时分，秋风瑟瑟、秋雨阵阵。

进入"小雪"节气，由于天气寒冷，降水形式由雨变为雪，但此时由于"地寒未甚"，故而雪下得次数少，雪量还不大，所以称为"小雪"。小雪和雨水、谷雨等节气一样，都是直接反映降水的节气。

小雪时节的雪，总是落地即化，积不住的。由于这时候的天气还不算太冷，所以下的雪常是半冰半融的状态，落到地面后立即就融化了，气象学上称之为"湿雪"；雨雪同降，为"雨夹雪"；有时还会降如同米粒一样大小的白色冰粒，称为"米雪"。不正常的年份，雪花也会提早降临。

谈到降水，简直少得可怜，远远满足不了冬小麦的需要。而在这个时期，我国大部分地区的农业生产已进入冬季田间管理和农田基本建设阶段。此时如果有场降雪，对越冬的小麦十分有利，正如农谚"瑞雪兆丰年"所说。

小雪节气，南方地区北部开始进入冬季。"荷尽已无擎雨盖，菊残犹有霜枝"，已呈初冬景象。华南一带，因其北面有秦岭、大巴山屏障，阻挡了冷空气入侵，剎减了寒潮的严威，致使"冬暖"显著。全年降雪日比同纬度的长江中下游地区少得多。由于华南冬季近地面层气温常保持在0℃以上，所以积雪比降雪更不容易。然而，在寒冷的西北高原，常年是10月就开始降雪了。

节气养生指南

从小雪节气开始，天气更冷了，冬天的感觉也更浓了，阴冷的天气对人体身心健康都有不小的影响，那么如何能够在寒冷的冬天保养好自己的身体，其中学问可不少。

第一，多食清火降气食物。小雪节气以后，西北风刮得比较多，此时北方室内已供暖，而室外寒冷。如果人们穿得过于严实，体内的热气散发不出去，就容易生"内火"，也就是人们常说的容易上火，诱发口腔溃疡，甚至脸上的疙瘩也比平日里多了的原因。此外，在寒冷的日子里，由于人们喜欢热乎乎的东西，但是过于麻辣的食物更容易助长体内的"内火"，所以最好少吃。在这个节气里，应多吃白萝卜、白菜等当季食物，不仅富含维生素及多种微量元素，更能清火降气、消食。还可喝些汤羹，如大骨冬瓜汤、黄氏枸杞鸡汤、地瓜姜汤、羊肉白萝卜汤等，既暖和又滋补津液。

第二，别让天气左右心情。小雪节气前后，天气常常阴冷晦暗，绿色植被和红色花卉也日益减少，此时人们的心情也会受其影响，特别容易引发抑郁症，易出现失眠、烦躁、悲观、厌世等症状。特别是患有抑郁症的人更容易加重病情。

第三，保暖必不可少。由于冬季气温骤降，防寒保温不够，人体易感受寒邪而为病，因此寒病多发于冬季。为此，注意保暖是必不可少的。由于气候虽冷却还没到严冬，很多人不太注意戴帽子、围围巾。而"头为诸阳之会"，即头部是所有阳经汇聚的地方，最不能受风寒，从这个节气开始，一定要戴帽子，多穿衣服来御寒。对于有晨练习惯的老年人来说，这段时间里，最好将锻炼安排在日出后或者午后。由于这一阶段室内外温差较大，即使到户外活动时，也要注意提前做好热身运动。

小妙招：按摩排毒素，一身都轻松

一进冬天，有的人就备了人参、灵芝，平时炖鸡炖肉时都会放一些。结果没吃两顿，手掌上面的青筋暴出，甚至满嘴起泡、咽喉肿痛。这种情况通常是因为体内毒素淤滞所致。因此，冬季进补前最好先清一清体内的毒素。正所谓欲补先清。下面教你一套手法，按摩排出体内的毒素。

就好像河里的沙子，通常都会淤堵在水里有坑、有窝的地方一样，我们身体内的毒素与此相似，如果我们能够经常去拍揉身体上的三个窝就可以排清毒素了。

第一，按揉腋窝能除心火。腋窝处的极泉穴是心经的重要穴位，可以祛除心脏的火郁毒素。常常去按揉这个地方，可以疏通心经。平时容易犯急、暴躁，这是心火大的表现。揉一揉心窝，打通了心经，人就平静下来了。

第二，拍打肘窝能排除心肺的火气和毒素。肘窝是一个经络密集的部位，分别有肺经、心包经、心经这三条经络通过，所以按揉这个部位可以排除心肺的火气和毒素。

若有咽喉肿痛、痰黄气喘、咳嗽咯血、心烦心热、口腔溃疡、失眠多梦等现象，可以搓红手掌，在肘窝这个位置连续拍打5～10分钟。

拍完后，会出现青、红、紫、黑等不同颜色的毒素反应物。每周拍一次即可。

第三，拍打膝窝祛湿热毒。膝窝的中点即是委中穴，这个穴位很重要，走的是膀胱经。

膀胱经是人体最大的排毒祛湿通道，而委中穴便是这个通道上的"排污口"。搓红双掌，连续用力拍打5～10分钟。每周拍打一次，可以清除体内湿热。

小妙招：懒人伸腰，提神醒脑

冬天工作的时候，若是感到疲劳，有一个方法可以帮助你缓解：可以起身将椅子向后挪一挪，双腿向前伸直，脚尖向着自己的方向回勾，脚跟着地。同时，双手十指交叉扣住，手心向上翻转，伸直手臂，将手臂尽量充分地向上伸展，找到脊椎被拉长的感觉。

保持这个姿势呼吸5～10次，然后缓缓放下，身体恢复轻松。伸直双腿，脚尖向内勾，这个动作可以拉伸到膀胱经，从而加快膀胱经的排毒速度。

膀胱经贯穿腰、背、腿，平时因为长时间坐在椅子上，会经常感到腰部酸痛、背部沉重、小腿酸累，都是这条经络气血不通所造成的。把腿伸直，脚尖向内勾能激发到膀胱经，缓解腿部和腰背的酸累感。

这项运动做起来非常简单，但是能明显缓解冬季疲劳，不用花费太多时间和精力，却能达到喜人的效果。

有些人性格非常内向，心情很压抑，生活中没有激情，做什么事情都提不起精神来，这个时候做一做懒人伸腰式运动，还可以使心情舒畅，充满蒸腾向上的劲头，整个人也会开朗起来。

除了这个方法之外，梳头和散步也是不错的缓解疲乏的方式。用梳子在头上来回轻刮数次，头皮的神经末梢就会得到刺激开始活跃，从而促进血液循环，有益于消除大脑疲劳。每天工作久了，可以轻松地走动走动，帮助舒缓紧绷的双足和筋骨，同样具有提神醒脑的效果。

小妙招：吃点开心食物，再也不抑郁

随着小雪节气接踵而至，很多人容易出现懒散嗜睡、昏昏沉沉、情绪抑郁等现象，这种现象被称为冬季情感失调症。

这种症状的出现是由于冬季独有的气候作用于人体所致。进入冬季后，机体的生理功能和新陈代谢处于降低和抑制状态，导致血液循环变缓，脑部供血不足，自主神经功能发生紊乱，从而引发冬季情感失调症。

因此，在这个节气里，我们要学会调养身体，减轻压力，放松心情。在饮食上，建议多吃些保护心脑血管的食物，如西红柿、山楂、芹菜、玉米、苦瓜、胡萝卜等，对身体很有好处。为了改善心情、调节情绪，可以考虑增加以下"开心"食物的摄取。

第一，香蕉。如果人体脑内5-羟色胺的含量减少，就会导致烦躁、失眠、悲观、厌世等现象产生。而香蕉中含有这种物质，所以，适当多吃香蕉会使心情变得平静、快活。但需要注意的是，脾胃虚寒者不宜吃。

第二，全麦面包。全麦面包等全谷类食物中都富含硒元素，这种微量矿物质元素能够振奋精神，心情低落时吃一些，改善情绪的效果很显著。含有硒元素的食物有很多，如鸡肉、海鲜、切片面包等。

第三，菠菜。当人体摄入叶酸不足时，身体容易出现失眠、焦虑、健忘等抑郁症状。而菠菜中富含大量叶酸。当然，除了菠菜之外，富含叶酸的食物也很多，比如，猕猴桃、芦笋、橘子、黄豆、豌豆等。

另外，酵母、谷物颗粒、粗面粉制品、动物肝脏及水果等富含B族维生素的食物，对改善不良情绪也有不错的功效。

小妙招：情志不舒，用开怀支着

雪是寒冷天气的使者，小雪体现出降雪的起始时间和程度。小雪节气的前后，天气经常阴冷晦暗，此时人们的情绪也会受到影响，尤其是患有抑郁症的人更容易加重病情，尤其要特别注重调养。若遇到情志不畅的情况，可以通过以下几个方面来改善。

首先要加强首先修养，少私寡欲，儒家创始人孔子主张"仁者寿""大德必得其寿"，也是很有道理的。从生理上来说，如果一个人做事光明磊落，道德高尚、心情宁静、性格豁达，就有利于神志安定、气血调和，使人体生理功能正常而有规律地进行，表现出精神饱满、形体健壮。所以养德可以养神、养气。少私就是要求人们减少私心杂念。人只有处于寡欲的状态下，才会降低对物质和名利的嗜欲。否则私心太重，就会嗜欲不止，而难达到太高的欲望，从而产生幻想、失望、忧郁、悲伤等不良情绪。如果将心中的欲望和私心减少，从实际情况出发，节制对名利和私欲的奢望，就会将思想上不必要的负担减轻，让人变得心是坦荡，从而促进身心健康。

其次要调摄不良情绪，并有所节制。人们在生活中总会遇到一些不高兴、不顺心的事，甚至会受到愤怒、悲观、兴高采烈等强烈情绪的刺激。而宠辱不惊、遇事节怒都是很好的精神调摄方法。此外，也可以采用疏泄法，将抑郁、积累在心中的不良情绪通过适当的方式发泄、宣达出去，以尽快恢复心理平衡。

再次，加强饮食治疗。平时在饮食方面要多吃高热量、能够健脑活血的食物，如牛肉、羊肉、鱼类、乳类，并适当饮用一些茶水、咖啡等饮料，可以振奋精神，提高情绪。

节气习俗：十月朝，糍粑禄禄烧

在南方某些地方，有小雪前后吃糍粑的习俗。古时，糍粑是南方地区传统的节日祭品，最早是农民用来祭牛神的供品。俗语"十月朝，糍粑禄禄烧"，指的就是祭祀事件。

小雪时候适当进补可平衡阴阳，但是糍粑主要原料为糯米，其性温热，若是进食太多，会导致胃、肺火盛，表现为上呼吸道、扁桃腺、口腔黏膜炎症或便秘等。

因此，吃糍粑的时候，要注意不宜过量。同时应当再吃些性冷的食物，如萝卜、松花蛋等，以平衡阴阳。

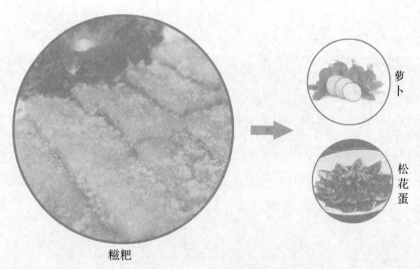

糍粑

萝卜

松花蛋

图19 美味糍粑

大雪

◎大雪是寒季，要做好内在阳气的保养和封藏工作，尽量减少消耗。不熬夜，不做剧烈运动，不大喜大悲，使精神内守，这样才能安稳。此时养生重点，就是「补」和「藏」：既要补得进，还要藏得住。

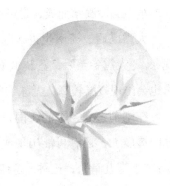

节气解说与气候变化

每年的12月7日或8日，太阳到达黄经255度，为二十四节气之一的"大雪"。大雪，顾名思义，雪量大。古人云："大者，盛也，至此而雪盛也"。到了这个时段，雪往往下得很大、范围也广，故名大雪。

大雪的到来预示着深冬的来临。这时我国大部分地区的最低温度都降到了0℃或以下。受强冷空气的影响，往往会降大雪，甚至暴雪。大雪是相对于小雪节气而言的，降雪的可能性比小雪更大，但并不是指降雪量一定很大。可见，大雪节气是表示这一时期降大雪的起始时间和雪量程度，和小雪、雨水、谷雨等节气一样，都是直接反映降水的节气。

在寒冬的日子里，偏北风的侵袭与暖气流的交锋，导致雪花往往不期而至。即使不见雪花，气温也总是在零度上下波动，离不开一个"寒"字。东北、西北地区平均气温已降至−10℃，黄河流域和华北地区气温也稳定在0℃以下。在气候正常年份，黄河流域以及以北地区已有积雪出现，冬小麦也已停止生长。

在这银白的世界里，最迷人的莫过于雾凇。一般每年11月开始到次年2月，黑龙江、吉林等地先后会有雾凇出现，尤其是在湿度较大的山区尤为多见。雾凇非冰非雪，俗称树挂，是在严寒季节里，空气中过于饱和的水汽遇冷凝结而成，是可遇不可求的自然奇观。

大雪以后，江南也进入隆冬时节，各地气温显著下降，常出现冰冻现象。"大雪冬至后，篮装水不漏"就是这个时期的真实写照。但有的年份也会出现气温较高，无冻结现象，这往往会造成后期雨水多。

在刚刚迈入冬季的江南，由于早晨气温偏低，或是在雨雪过后，近地面湿度大，还有可能出现成片的大雾区。气象学上称为辐射雾。俗话说："十雾九晴"，这种云雾缭绕的天气多在午前即可消散，午后的阳光会显得格外温暖。

节气养生指南

从中医养生学的角度看，大雪已到了进补的大好时节。不少人片面地认为，进补就是多吃营养价值高的食品，其实，进补是要通过养精神、调饮食、练形体、慎房事、适温寒等综合调养以达到强身益寿的目的。

第一，食补得当，一年不受寒。有句俗话说："大雪补得好，一年不受寒"。大雪时节，天寒地冻，人体为了保存一定的热量，必须增加体内碳水化合物、脂肪和蛋白质的分解，以便产生更多的能量满足机体的需要。

所以，此时可以适当吃些牛肉、兔肉和羊肉等性温的肉类，从而增强机体抗寒能力。

对于寒性体质的人，在烹饪这些肉类时，还可适当放些葱、蒜、生姜、辣椒等食材，以提高食材功效。但对于容易上火的人来说，烹制这些肉类时，最好配上白萝卜，以预防上火。同时，还可以吃些核桃、黑芝麻、橘子等食品，也能补充机体因天寒而消耗的能量。

第二，脚部保暖很重要。进入大雪节气，天气越来越凉，寒风萧萧，雪花飘飘，我国北方大部分地区开始出现大幅度降温降雪天气。此时若是保暖不当，咳嗽、感冒就会惹祸上身。人体的头、胸、脚三个部位最容易受寒邪侵袭。

俗话说"寒从脚下起"，脚离心脏最远，血液供应慢而少，而且皮下脂肪较薄，保暖性较差，一旦受寒，极易使人体抗病能力下降，导致上呼吸道感染，因此，数九寒天时，脚部保暖尤应加强。

第三，起居注意防寒。大雪节气，由于冬季日短夜长，起居要注意早卧晚起，不要熬夜，不要过早起床晨练，应做到"必待日光"。冬季人体新陈代谢水平相对缓慢，运动锻炼时，准备活动要充分，待热后再脱去外衣，不要过于剧烈运动，避免大汗淋漓；锻炼后，要换上干燥衣服。

　　此外，冬季室内空气污染程度比室外严重，应注意常开窗通风换气，以清洁空气，健脑提神。这个季节，老年人摔伤以手腕、股骨等处骨折的居多，从预防的角度看，老年人在雪天应减少户外活动。

　　第四，户外活动——堆雪人与滑雪。大雪节气，北方许多地方到处银装素裹，一夜之间，一片灿白，在阳光的映照下，白得耀眼，白得清亮。堆雪人、溜冰、滑雪及滚雪球，成了人们最喜爱的户外活动。一时间，街道、庭院、巷口，都堆满了或大或小、形象逼真、惟妙惟肖的雪人。即便冬日严寒，生活情趣不减分毫。

小妙招：四个小窍门，让你瞬间精神大振

　　冬天精神不好，通常是因为体内能量不足、气血不够旺盛所致。现在教你几个小方法，可以激活体内气血运行，让你瞬间精神大振。

　　第一个小方法：补充能量，吃点葡萄。葡萄含有的大量葡萄糖和果糖，进入体内后会转化为能量，可迅速增强体力，有效地消除人体的疲劳，因此常吃葡萄，对于神经衰弱和过度疲劳均有补益的作用。

　　第二个小方法：吃点醋，可以消除疲劳。劳动或运动过度，会出现肌肉酸痛的现象。这是因为运动加快新陈代谢，使得肌肉里的乳酸增多而造成的。醋能使体内积蓄的乳酸完全氧化，加快疲劳的消失。除了多吃点醋之外，吃些含有机酸类多的水果也有效。

　　第三个小方法：深呼吸，化解紧张情绪。深呼吸可以减慢心跳的速度，减少神经张力，降低血压。每天做10～15次深呼吸练习，让空气充满你的胸部和腹部，然后再慢慢地呼出。建议每分钟呼吸6次。

　　第四个小方法：伸展运动，增强氧气摄入量。双脚分开同肩宽，身体略微向前倾斜，然后轻轻地弯腰。手指交叉向外翻，双臂前伸。保持10秒钟，放松，再重复做。这个运动可以减轻肌肉张力，加速血液在体内的循环，还可以帮助把氧气输送到大脑等。

小妙招：三下五除二，冻疮不用愁

寒冷冬季，若不注意保暖，外露肌肤如鼻子、耳朵、面部、手、脚等部位，就极容易发生冻疮。那么在日常生活中，该怎么防治冻疮呢？

首先要注意保暖，出门戴上手套、防风耳套、围巾，鞋子也要能够保暖。出汗者可以用一些吸汗鞋垫和袜子，要尽量保持脚部的干燥，女性应避免穿尖头高跟鞋，否则会造成脚部的血液循环不流畅，应尽量穿舒适平底鞋。

坚持体育锻炼或适当运动，促进周身血液循环，提高抗寒能力及机体的抵抗力，是预防冻疮的最好方法。对于伏案工作的人来说，久坐之后要适当起身活动，以促进气血流通。

一旦发生冻疮，应该先用温水浸泡，千万不要立即烘烤或用热水烫洗，以免导致局部溃烂。对于新发冻疮没有溃破的人，可用麝香止痛膏贴患处，也可用红花油、活络油等外搓。

此外，未溃破的冻疮，可以使用生姜和萝卜来防治。将生姜切片，用小火烤一下，来回搓、擦于患处，效果不错；将白萝卜切段放水里煮熟，水用来泡，萝卜用来擦患处，也可以防治冻疮。

为了防止手脱皮，手要保持干净，尽量少沾水，多吃富含维生素A的食物，如动物肝脏、蛋黄、牛奶、奶酪、鱼类、贝类、胡萝卜等。

171

小妙招：保持口气清新的几个方法

冬季时节，人们不常运动，肠胃运化不畅，很容易产生口臭。那么有什么方法可以清新口气呢？

- 在日常生活中进行耐寒锻炼，如冷水洗脸，冷水洗足，或者冬泳

- 在寒冷的环境下，工作时间不宜过长。注意肢体的保暖、干燥

- 保护好手、足、耳、鼻等暴露部位，鞋袜不宜过紧

- 温差水泡法：取15℃和45℃的水各一盆，先低温后高温泡5分钟，每天三次，锻炼血管的收缩和扩张功能，减少冻疮的发生

- 受冻后不宜立即受热或者烘烤，以防溃烂成疮

- 怕冷者可多吃些热性祛寒的食品，如羊肉、胡椒、生姜等，多补充维生素

- 洗浴有四忌：太勤、水过烫、揉搓过重、香皂碱性太强

- 冬病夏治，提早预防。在冬夏季可进行外擦药物，有条件的加做红外线理疗则效果更佳

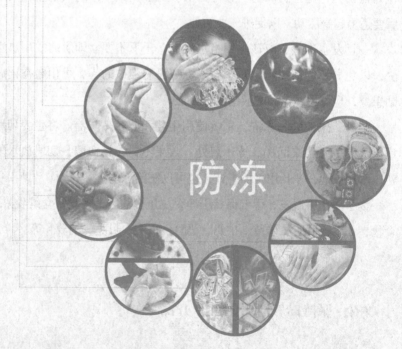

图20　预防冻疮的八个注意

第一，嚼花生除口臭。很多人总是会出现一些不明原因的口臭，只要能嚼嚼花生，对改善口腔异味具有立竿见影的奇效。这是因为花生含有多种天然芳香物质，且其气味清新自然，较之使用口香糖等方法，花生更能使口腔气味趋近自然。

第二，嚼茶叶除口臭。因为茶叶具有消菌的作用，能消灭形成口臭的主要杂菌。但如果仅仅咀嚼茶叶的话，茶叶的苦涩味道，会让人感到极不舒服。

因此建议，茶叶与低糖的口香糖一同咀嚼，每天2~3次，不仅有助于口腔清洁，也可尽快消除口臭。

第三，正确刷牙及清洁舌苔可消除口臭。饭后刷牙，清洁舌苔，也是预防口臭的好方法。

刷牙的技巧是轻轻地上下移动牙刷，牙刷与牙齿、牙眼界线呈45度角，以左右5毫米的幅度轻轻地刷动。舌头表面呈白色舌苔，亦是导致口臭形成的原因，在刷牙后，利用牙刷清洁舌头表面的舌苔，能改善和预防口臭。

第四，调整生活习惯。饮食清淡，避免熬夜，可以多吃一些有利于清肠通便的食物，比如，黑木耳、土豆、红薯、香蕉、苹果等。

还有蜂蜜具有润肠通腑、化消去腐的效果，对便秘引起的口臭颇有效。如果你有便秘的毛病，可以每天早晨喝一杯蜂蜜水，帮助排便，从而改善口气问题。

小妙招：排毒有绝招，补得更有效

冬季进补的同时，要注意清理肠胃，排除体内废物和毒素。体内的毒素若是无法清理干净，进补不仅不会带来好处，反而会影响健康。下面介绍几种排毒小妙招。

第一，饮用适量葡萄酒。葡萄酒含有丰富的柠檬酸，是众多酒精饮料所不具备的。饮葡萄酒可预防和纠正酸中毒，还具有利尿排毒的作用。

第二，经常食用海带和紫菜有助于排毒。海带和紫菜含有大量胶质，能通便，促使体内的放射性毒素随同大便排出体外。肿瘤病人接受放、化疗时多吃海带是有益的，可净化血液。

第三，豆豉有助于排毒。豆豉有助于消化、增强脑力，提高肝脏解毒能力等效果，还能促进体内新陈代谢、清除血中毒素，净化血液。此外，豆豉含有的尿激酶可以溶解血栓。

第四，喝绿茶可排毒。绿茶中有许多解毒因子，易与血液中有毒物质相结合，并加速从小便排出。常饮绿茶还能防癌和降血脂。吸烟者多饮绿茶可减轻尼古丁的伤害。

第五，常吃黑木耳。黑木耳能抑制血小板凝聚，可降低胆固醇，对心脑血管疾病有益。黑木耳中的胶质，有助于将残留在人体消化系统内的灰尘杂质吸附和聚集并排出体外。

第六，常吃红薯、土豆、玉米、荞麦等粗粮。粗粮中含有许多细粮所欠缺的特殊维生素和矿物质，有助于保持大便的通畅，使体内毒物不会久滞肠道。

第七，常吃芋头、芹菜可以通便排毒。芋头含有非常丰富的食物纤维素，被人们称为"血液净化剂""胃肠清道夫"，能够帮助我们很好地清除肠壁上的废物。芹菜含有丰富的纤维，能够像提纯装置一样帮助我们的身体过滤掉体内的废物。

第八，适量服用花粉，也可以起到排毒养颜的效果。花粉被称为肠道的"清道夫"，具有很好的美容护肤功效，能够祛痘祛斑、清肠毒。花粉又被叫"肠道警察"，它的作用就是维持肠道的秩序。但要注意，对花粉有过敏反应的人慎用。

第九，在早上5～7时，人体大肠经最为活跃，此时应当空腹喝200毫升的白开水，千万别喝凉水，在早晨喝凉水的话，你会发现，你的排便不是柔软自然的，而是略带水样大便，时间长了，胃肠道会出现大的问题。

第十，多吃绿叶菜和水果。绿叶菜中多为碱性，可使体液保持弱碱性，从而清除血中的有毒物。水果味道虽多呈酸味，但它们能将积累在细胞中的毒素迅速溶解，最终经排泄系统排出体外。

第十一，除了调整饮食结构来进行排毒，还可以通过运动来排毒。建议每天快走30分钟，最好每天做一套健身操，帮助肌体促进新陈代谢，使体内的垃圾通过流汗、排便彻底释放。

第十二，自我按摩进行排毒。在此介绍了一个自我按摩的方法：在肚脐下用手掌掌心顺时针按摩50下，再逆时针按摩50下，早晚各一次。这个按摩可以起到很好的通便排毒效果。

节气习俗：小雪腌菜，大雪腌肉

　　南京有句俗语，叫作"小雪腌菜，大雪腌肉"。大雪节气一到，家家户户忙着腌制"咸货"。人们将大盐加八角、桂皮、花椒、白糖等入锅炒熟，待炒过的花椒盐凉透后，涂抹在鱼、肉和禽的内外，反复揉搓，直到肉色由鲜转暗，表面有液体渗出时，再把肉连剩下的盐放进缸内，用石头压住，放在阴凉背光的地方，半月后取出。将腌出的卤汁入锅加水烧开，撇去浮沫，放入晾干的禽畜肉，一层层码在缸内，倒入盐卤，再压上大石头，十日后取出，挂在朝阳的屋檐下晾晒干，以迎接新年。此腌肉称得上是冬日里应季的一道美味。

22

冬至

◎ 冬至时节，正是阳气初生时分，要像农民育苗、妇人怀孕一样，需小心保护，精心调养。因为只有人体内的阳气充足，才会达到祛病延年的目的。这个时候也是最冷的季节，患心脏病和高血压病的人往往会病情加重，患『中风』者增多。因此，在寒冬季节，对高血压、动脉硬化、冠心病患者来说，要特别提高警惕，谨防发作。

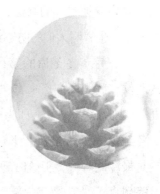

节气解说与气候变化

冬至是农历中一个非常重要的节气，表示一年进入最后的阶段，同时它也是一个传统节日，俗称"冬节""长至节""亚岁"等。早在春秋时代，我国就已经用土圭观测太阳，测定出了冬至，时间在每年的阳历12月21日至23日之间。

现代天文科学测定，冬至这一天，太阳直射南回归线（又称为冬至线），阳光对北半球最倾斜，北半球冬至白天最短，黑夜最长。冬至过后，太阳又慢慢地向北回归线转移，北半球的白昼又慢慢加长，而夜晚渐渐缩短。所以，古时有"冬至一阳生"的说法，意思是说从冬至开始，阳气开始慢慢地回升。

冬至是北半球全年中白天最短、黑夜最长的一天，过了冬至，白天就会一天天变长，黑夜随之慢慢变短。俗话说，"吃了冬至饭，一天长一线"。古人对冬至的说法是：阴极之至，阳气始生，日南至，日短之至，日影长之至，故曰"冬至"。

在我国大部分地区，都习惯自"冬至"起"数九"，即每九天为一个小节，共分为九九八十一天。民间流传着"一九二九不出手；三九四九冰上走；五九六九沿河看柳；七九河开；八九燕来；九九加一九，耕牛遍地走"的歌谣，这首歌谣生动形象地反映出了不同时间的季节变化，也表明人们的防寒意识随着冬至的到来，日渐提高。

其中，每年冬至后的第19天至27天称为"三九"，是一年中最寒冷的时候，我国民间历来有"冷在三九，热在三伏"的说法。过了九个"九"，刚好八十一天，即为"出九"，那时候就春暖花开了。

冬至这一天，虽然北半球白昼最短，地面得到的太阳热量最少，按说是最冷的时候，但这时地面在夏秋储存的热量还可以补充，并非很冷。等到真正"三九"来临，地面储存的热量已消耗殆尽时，只要冷空气一来，温度就会骤然下降，令人感觉到天寒地冻，给人们的生活带来诸多不便。

冬至后，虽然进入了"数九天气"，但是我国地域辽阔，各地气候景观差异较大。东北大地千里冰封，琼装玉琢；黄淮地区常常是银装素裹，分外妖娆；而华南沿海的平均气温则在10℃以上，一片"花香鸟语，满目春光"的景致。

节气养生指南

冬至这一天白天最短，而夜晚最长。在古人看来，这是一年中最重要的一个节气，而冬至这天是全年最重要的一天。冬至一阳生，在这一天，盛到极点的阴气开始衰退，从而会有一点阳气萌生，所以这是阴阳转换的时刻，历代养生家都很重视在这个节气上的养生。从这时开始，生命活动开始由盛转衰，由动转静。此时科学养生有助于保证旺盛的精力，达到延年益寿的目的。

第一，冬至食补有讲究。谚语说："今年冬令进补，明年三春打虎。"冬至时节，人们食欲大增，肠胃运化转旺，此时进补能更好地发挥食材的功效。营养学也研究证明，冬至进补不仅能调养身体，还能增强体质，提高机体的抗病能力。要多吃能增加热能供给，富含脂肪、蛋白质和碳水化合物的食物，如肉类、蛋类、鱼类及豆制品等。同时，要注意不偏食。冬季气候干燥，人们常有鼻干、舌燥、皮肤干裂等症状，要补充维生素，建议多食新鲜蔬菜和水果。需要注意的是，冬至不可吃太多辛辣刺激的食品，否则易导致饮食不化，聚湿生痰。

第二，运动宜动中求静。冬季运动，首先要避免寒邪的侵袭，其次运动量不宜过大，要在动中求静，寻求一种气定神闲的境界。八段锦、太极拳等动静结合的运动方式都是很好的选择，而不宜进行高强度的体育锻炼，避免损伤阳气。

第三，起居养护。冬至前后，除了保证夜间睡眠质量外，午饭后可适当打个盹，但要避免睡时着凉。另外，要注意防风防寒，外出时要多穿衣服。冬至节气宜在白天多晒太阳，以利阳气的生长。冬日围条暖和的围巾，就可以将感冒的概率下降一半以上，因为脖子是风寒的窗口，所以外出时千万别让冷风吹进衣领。多穿一条薄裤子，可以少穿一个厚外套，因为寒从脚底生，到冬天还穿裙子的女生很危险。睡前一定要用温水泡泡脚，驱散一天的寒。

第四，打喷嚏，驱除寒邪。人体有成熟系统的排毒机制，咳嗽、喷嚏、流眼泪等，都是排毒的形式。冬日感受风寒以后，马上用纸巾搓成小细条，去轻刺激鼻腔，往往会喷嚏不断，十几个喷嚏打下来，你会发现身体出了一层汗，这就是郁在体表的风寒邪气释放了出来。这个时候，穿暖一点，多喝温开水，往往风寒很快就好了。当然，风寒重点还是在于预防，这里有一个防风寒的小绝招：每日出门前，或洗澡前后，将颈后最高点——大椎穴搓热，养成习惯，可以防止风寒感冒，尤其是小孩子。

第五，多说正能量的话。冬日寒冷，体内阳性能量不足的话，易导致情绪相对低落，变得悲观，伤感。尤其老人、病人，更是如此。若你家里有老人、病人，不妨常回去看看吧，这有利于情志的调节。在这冰冷的冬天，一句问候的暖心话，是这个世界上最好的礼物，胜过任何的保健品。

小妙招：保护好阳气，赶走瞌睡虫

俗话说，春困秋乏夏打盹，睡不醒的冬三月。不少人在冬天特别容易犯困，哪怕是在大白天，也总想跟枕头来个亲密接触。一般来说，冬季爱犯困与阳气不足有关。冬天天气寒冷，人体阳气不足，能量不够抵御寒冷，自然想要睡觉补充能量了。怎么办呢？中医认为，从冬至开始，阳气慢慢生发，这时再从肾上加把火，阳气自然也就越来越足了，身体也就越来越健康了。当阳气充足的时候，自然也就不会感觉到犯困了。

第一，平时多参加体育锻炼，比如，散步、跑步，这样可以让人运动后感觉到精神气爽，精力充沛。但是，如果运动后大量出汗也要注意保暖问题，以免感冒。晨练最好选择在阳光充足的时候，如果天气不好，最好取消晨练。经常锻炼不仅仅能让人神清气爽，而且还能健康长寿。

第二，保证睡眠。充足的睡眠不仅可以摆脱白天嗜睡，也是养肾的好方法。传统养生讲求睡觉时一定要关好门窗，使空气不流通，而且卧室也不宜太大。为什么呢？其实说起来很简单，卧室是聚集阳气的，如果太大的话，阳气聚集的浓度相对就比较小，而且，人在睡着的时候身体表面会形成一层阳气保护层，称之为卫气，如果室内有流动的空气就很容易把这层卫气吹散了，卫气被吹散后身体自然也就会从体内再度补充到身体表面，这样就会循环往复淘干阳气。这也就是为什么有些人早上起床感觉浑身没劲的原因了，因为您的阳气少了。

最后，再介绍一个快速清醒的小办法：感觉犯困的时候，先吸气，双手从两侧往上抬，交叉在脑后；然后吐气，顺时弓身低头，保持1分钟；之后再慢慢挺直身体吸气，再吐气，最后两手慢慢放下，全身放松，如此连续5次，精神就会好很多。

181

小妙招：夏病冬疗，贴敷腧穴显奇功

冬季，特别是从冬至开始，阴气达到鼎盛时期。中医认为，这个时候就应当借阴补阴，夏病冬疗。简单地说，就是利用冬季气温寒冷，阴气鼎盛时期，运用穴位贴敷、针灸、内服药物、冬令进补等途径来治疗或预防多发于夏季或在夏季易加重的疾病。

夏病冬疗适用于夏重冬轻的慢性疾病。夏天易加重的疾病是阴虚阳亢之病，所以应当在冬季加紧养阴。而寒冬季节，阴气最为浓重，此时最宜养阴，等到夏季到来时症状就会有所减轻。

最普遍的夏病冬疗法是贴敷。冬至是三九的开始，也是每年贴敷的日子。三九天是一年中最冷的时候，此时阳气敛藏，气血不畅，皮肤干燥，毛孔闭塞。三九天采用贴敷的方法保健，是顺应四时特性的一种"内病外治"疗法。

其方法是将配方的敷贴药物磨成细末，用生姜汁调成糊状，从冬至那天开始，贴于人体重要腧穴上，然后用胶布固定，每次贴2~4小时，每隔9天敷贴1次，连续3次为1个疗程。

贴敷可以达到健脾补肾、温阳益气、祛风散寒、通经活络等功效。贴敷主要可治疗本体阳虚、遇冬怕冷以及呼吸系统反复发作的疾病，如反复感冒、咳嗽、支气管哮喘、慢性支气管炎、肺心病、慢性阻塞性肺病、慢性肠炎、慢性胃炎、夜尿频多等。

小妙招：维持肠道健康，防止便秘

冬天，人们很少运动，喝水也少了，这就很容易发生便秘。长期便秘可导致大便带血、脱肛、肛裂或诱发痔疮等。而且，宿便堆积在肠道里，毒素被肠道吸收，通过血液循环到达人体的各个部位，导致面色晦暗、皮肤粗糙、褐斑、痤疮、肥胖等。如何防止便秘呢？

首先，饮食要有规律，做到定时定量、细嚼慢咽，不暴饮暴食、狼吞虎咽。不吃早餐不利于形成排便反射，必须予以纠正。平时少吃辛辣刺激性的辣椒、生姜、大蒜、咖喱、芥末等调料；忌食有收敛作用的柿子、李子、山药、浓茶等。

其次，便秘与久坐的生活方式有关。锻炼身体会增加腹肌和膈肌的运动，这样有助于刺激肠道蠕动，帮助大肠有效地行使功能。至少每两天要进行30~40分钟的轻快行走、慢跑、骑自行车、游泳等运动，这样不仅有益于改善便秘症状，而且有利于全身健康。

再者，养成良好的排便习惯。每天最少排便一次。有便意时应立即去排便。如果经常在有便意时却不排便，会抑制引起排便所必需的神经冲动，久而久之将会导致持续的便秘。排便时间不可太长，每次排便最好不超过6分钟。排便的时候不要看书报、玩手机、听音乐等。排便不宜太用力。

如果出现了便秘，则可以采取以下方法进行调理。

第一，菠萝可以防治便秘。菠萝蛋白酶能有效分解食物中的蛋白质，增加肠胃蠕动，帮助解决消化吸收的顾虑。有便秘困扰的朋友，可以每天早晨，食用一片新鲜的菠萝。

第二，酸奶可以防治便秘。每天食用一瓶酸奶、天然新鲜酸奶酪或含双歧杆菌的制品，是维持肠道菌群平衡的一种好办法，有助于减轻便秘的症状。

第三，膳食纤维有软化大便，促进代谢废物排出的作用。每天用1~2汤匙的亚麻子以水冲服，或拌于麦片粥、米粥或汤里食用。

麻油拌菠菜，可以改善便秘症状。将20克菠菜放入沸水中烫约4分钟后捞出，用麻油调拌，早晚各食1次。此方法有滋补五脏、下气调中、润肠通便之功效。老人、儿童及产妇便秘者皆可食用，尤其适用于高血压、脑外伤后遗症之便秘患者。

小妙招：常吃降压菜，告别高血压

到了冬天，有高血压的朋友该如何保健呢？其实冬天是一个最好的保健时期，若能保养得法，对于高血压的改善很有帮助。

有高血压的朋友可以吃一些降压菜。如冬瓜、萝卜、胡萝卜、番茄、茄子、土豆、莲藕、洋葱、绿叶蔬菜等都是很好的降压菜，如果稍加菊花为佐料，可以调神益气降血压。

每天进行适量的家务劳动，可以显著降低血压。整理房间、做饭、洗碗、洗衣服、扫地等简单的家务活，都对降低血压有一定帮助，当然家务劳动不宜太重。

除此之外，可以做一些强度不大的有氧锻炼。研究显示有氧运动对高血压患者具有多种益处。如游泳、步行、骑车等，都是有益高血压患者的运动。至于像举重、引体向上等锻炼肌肉的运动，则不适合高血压患者。

表2　各年龄段的血压比对速查表

年龄 （单位：岁）	收缩 （单位：mmHg）	舒张 （单位：mmHg）	收缩 （单位：mmHg）	舒张 （单位：mmHg）
16～20	115	73	110	70
21～25	115	73	110	71
26～30	115	75	112	73
31～35	117	76	114	74
36～40	120	80	116	77
41～45	124	81	122	78
46～50	128	82	128	79
51～55	134	84	134	80
56～60	137	84	139	82
61～65	148	86	145	83

活动之后，需要休息，这时候可以通过打坐静思来稳定自我情绪状态。科学研究发现，人们在沉思时，血管收缩压会降低6.5%；而那些做普通心理放松的人，收缩压则会增加1.6%。这说明打坐静思可以改善血压升高的状况。

打坐静思的方法很简单：坐在一个安静的地方，闭上眼睛，均匀呼吸。不要去关注头脑中的思绪，只关注自己的呼吸。

除了以上的调理方法之外，有高血压的人不宜喝酒，一天喝一小杯，对血压升降无大碍，但若超过此量，则会自找麻烦。

　　同时，血压偏高的人应该控制每日的盐分摄入，保持清淡的口味比较好。很多人总觉得口味太淡，吃不下饭，但是实际上大部分人减少盐的用量后，就会发现他们需要的盐量的确没有想象的多。

节气习俗：冬至吃饺子，耳朵冻不坏

我国北方，每年农历冬至这天，饺子是必不可少的节日饭。谚云："十月一，冬至到，家家户户吃水饺。"老人们称之为"安耳朵"，意为不会冻坏耳朵。现在人们吃饺子，花样已经很多了，各种馅都有。

要论哪种馅料最适合冬季进补，羊肉大葱馅无疑是上上之选。这是因为羊肉性温而不燥，具有补肾壮阳、暖中祛寒、温补气血的功效，所以冬天吃羊肉，既能抵御风寒，又可滋补身体，可谓一举两得。需要提醒的是，羊肉大葱馅的水饺虽是好东西，但也不宜多食，再好的东西，如果过量食用，也会威胁健康。

23

XIAOHAN

小寒

◎ 小寒时节，处在三九隆冬的时候，到底冷不冷，关键还要看冷空气的声势大不大。中医认为『寒性凝滞，寒性收引』，因此这个时候正是关节痛、颈椎病甚至是心脑血管疾病的高发期，所以这个时候要注重保养肾，男人要壮阳，女人也要壮阳。

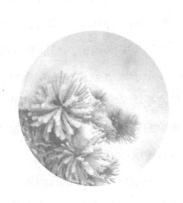

节气解说与气候变化

小寒，是二十四节气中的第23个节气，在1月5日至7日之间，此时太阳运行到黄经285度。小寒，与大寒、小暑、大暑及处暑一样，都是表示气温冷暖变化的节气。但是此时天气并不完全靠节气掌控，小寒冷不冷，关键还要看冷空气的声势大不大。

对于我国而言，小寒标志着开始进入一年中最寒冷的日子。小寒节气一过，就进入"出门冰上走"的三九天。从气候观测资料来看，小寒之后，我国大部地区从"小寒"到"大寒"节气这一时段的气温是全年最低的，因此有"小寒胜大寒"之说。

之所以叫小寒而不是叫大寒，是因为节气起源于黄河流域。在黄河流域，大寒是比小寒冷的。又由于小寒节气还处于"二九"的最后几天里，小寒过后几天，才进入"三九"，并且冬季的小寒正好与夏季的小暑相对应，所以称为"小寒"。

俗话说："小寒大寒，冷成冰团"，从字面上来看，小寒虽然还没有到最寒冷的时候，但是在以往的气象记录中，二九结束时迎来了小寒，三九恰与小寒并肩同行，四九的开头刚好赶上小寒节气的末尾。

可见，进入小寒，往往意味着我国大部分地区进入了严寒期，人们开始经历一年中最冷的时段。"小寒、大寒冻作一团""街上走走，金钱丢手"等民间谚语，都是形容这一节气的寒冷。

由于天气寒冷，土壤冻结，河流封冻，小麦、果树、瓜菜、畜禽等易遭受冻寒。南方虽然没有北方寒冷，但是气温也明显下降。在南方最寒冷的时候是小寒及雨水和惊蛰之间这两个时段。小寒时是干冷，而雨水后是湿冷。

俗话说，冷气积久而寒。至于小寒和大寒节气哪个更冷这个问题并没有一个确切的答案，历史资料统计表明：不同地点、不同年份情况不尽相同，一般来说，北方大寒节气的平均最低气温要低于小寒节气的平均最低气温；南方则反之。

小寒时节，也是降雪的日子。俗话说："小寒大寒不下雪，小暑大暑田开裂"。说明这个时节是逐渐寒冷的日子，也是降雪的日子。如果下小雪或雨雪稀少，来年的降雨，也必将贫乏，田地将干旱开裂。

节气养生指南

小寒时节，阴冷干燥、寒意逼人，是一年中最寒冷的时期。不管是食补，还是合理锻炼以及调理起居，都可以让人们安心地度过一年之中最寒冷的季节，具体可通过以下几方面来保养。

第一，滋补优先。节气到了小寒，跟天气一样，人体也呈现"阴盛阳衰"的状况，受寒冷气候的影响，身体需要补充足够的营养，这样可以大大提高人体耐受寒冷的能力和免疫功能，为此，日常饮食中，要多食一些温热食物，以补益身体，防御寒冷气候对人体的侵袭。这类食物主要有羊肉、狗肉、鸡肉、糯米、韭菜、茴香、香菜、南瓜、大蒜、大枣、栗子、核桃仁、杏仁以及生姜、辣椒、胡椒、葱等。虽然强调"滋补优先"，但对常人来说，千万不要大吃特吃肥腻之物或者为了"补"而"补"，一定要有的放矢。

第二，锻炼因人而异。小寒节气正是人们加强身体锻炼、提高身体素质的大好时机。但要根据个人身体情况，切不可盲目，即使身体强健的人，也要讲究方式方法。平时生活中，要经常散步、慢跑、做操等。在天气较暖和的时候适当到室外活动，以减少感冒的发生。另外，外出时还应注意保暖，防止呼吸道疾病的发生。

第三，早睡晚起。早睡是为了养人体的阳气，晚起是为养阴气。每天做到早睡晚起，可以使身体内的阴阳平衡，滋养脏腑，增强身体素质。俗话说，"寒从脚起，冷从腿来"，人的腿脚一冷，全身皆冷。因

189

此，入睡前也别忘记泡脚。以热水洗脚，可以使血管扩张，改善脚部的皮肤和组织营养，改善睡眠质量，特别是那些"夜猫子"，久坐到深夜的人，睡觉之前更不要省了这个步骤。

第四，补膏方。到了小寒时节，也是老中医和中药房最忙的时候。一般入冬时熬制的膏方都吃得差不多了，此时，人们会再熬制一点，吃到春节前后。膏方是由药物煎熬而成的黏稠糊状的特殊剂型，冬季服用可驱寒，特别是在小寒时节，冬令趋寒，阳气潜藏，是一年中进补佳时。在严寒冬季，膏方利于制作和保存，使得冬季食膏方进补进一步成为中华民族的传统。需要注意的是，服用膏方期间，如遇伤风、感冒、腹泻、咳嗽加重、痰液增多变黄等症状，必须待治愈后再服用。另外，外服期间，也要忌食虾、蟹、生白萝卜以及生冷食物。

小妙招：敲打肝胆经，清理内湿热

冬天正是进补的时候，但是因为人们不明白排毒的缘故，结果补得油光满面、口干口苦、胸口发闷。身体吃不消了，才发现太阳穴的位置和手掌上的青筋暴起。很明显，体内的"毒"太多，肝胆负担太重。怎么办呢？敲打肝胆经，排出体内湿热。

正值三九寒冬，寒冷的气候最能考验一个人的体质。在这场比赛中，肝主疏泄与胆主升阳的能力是重要的考核指标。在小寒上，气血旺于胆经，正是提升肝胆气血的好时机，一定不能错过。

胆经在大腿的外侧，就是平时我们裤子外裤线的位置。每天早晨起来，双手沿着裤线的位置来回推拿。哪里痛，哪里就是毒素的淤积所在，要重点敲打和推揉那里。每天敲一敲胆经，能促进肝胆排毒，增强身体免疫力。

肝经在大腿的正内侧，也就是内裤线的位置。每天睡觉之前把双腿打开，先从左腿开始，双手相叠按在大腿的根部，稍用力向前推到膝盖。反复推上几十遍就可以打通肝经、疏调肝气，使肝脏充分排毒。如此坚持早起敲胆经，晚上推拿肝经。用不了一个月，你就会发现自己变得身轻体健，工作也有精神了。

女性朋友通过这个方法，可以解决腿粗的烦恼，同时可以清除脸上的黑斑，达到美容美体的效果。在经期前后做一做，还可以调节月经。

男性可以通过这个方法升发阳气，充沛精力，改善生活质量；而老人家可以用它来作为保健养生的日常功课。

排毒养生，一招在手，百毒不侵。除了按摩手段之外，想要保障肝胆的正常工作，当然还要注意饮食，不能暴饮暴食。同时，要注意生物钟，避免熬夜，晚上11～3点是肝胆排毒的重要时间，这个时候一定要睡觉，以免累坏了肝胆。

小妙招：小心着凉，预防感冒

天寒地冻，要注意保暖，要是不小心就着凉，则会导致发热头痛、困乏无力、打喷嚏、流清涕、食欲不振、鼻塞等感冒症状。对此，该如何应对呢？

对于感冒的预防，应以增强自身抵抗力为主。每天早晨起床洗脸时，将冷水轻轻吸入鼻腔进行清洗，既刺激了鼻腔，提高自身抵抗力，又可以清理鼻腔，打扫卫生。

鼻腔经过这样的每日一练，渐渐习惯了低温，再有冷空气入侵，也就见怪不怪，不会动不动就感冒了。

这个方法还可以用于防治过敏性鼻炎：使用温热的水，加入些生理盐水或者医用酒精，用以清洗鼻子，可以起到消炎的作用。

泡脚也可以提高人的抵抗力，从而达到预防感冒的目的。天冷时人的四肢末端较冷，每晚用40～50℃的水泡脚15分钟。注意，不要一次倒入太烫的水，以免造成低温烫伤。

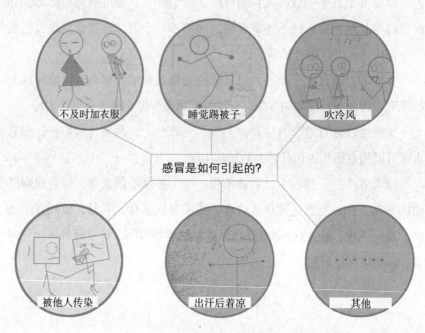

图21　感冒是如何引起的

如果已经受寒感冒了，则在感冒初起的时候，采取连续打喷嚏的方法，驱除体内寒气。或者食用葱白发汗，具体方法是将1段葱白洗净切碎，沸水冲泡，趁热饮服，汗出即愈。当然，也可以使用生姜替代葱白。

若是感冒比较严重，有发热头痛、困乏无力、打喷嚏、流清涕、食欲不振等症状，则可用葱白、生姜各25克，食盐5克，混合捣成糊状，用干净纱布包好，擦胸、后背、脚心、手心及腋窝、肘窝等处，擦完立即卧床，半小时后即可出汗退热。

如果着凉觉得肚子不舒服，则可以吃一点大蒜，可以帮助你改善不适症状。

当出现发热、咳嗽、嗓子疼等症状时，最好躺在床上安静地休息，同时饮用一杯新鲜的菠萝汁，可以起到降温的作用，还可以降低支气管炎的发生。

小妙招：桂枝大米粥，预防风湿病

人体虚弱，气血不足，或劳累过度，肌肤毛孔疏于防守，风寒湿邪气就会乘机侵入人体，注于经络，留于关节，使气血痹阻，从而出现关节疼痛、局部肿胀、弯曲不利、关节畸形等症状。由于冬天气候严寒，很容易让风湿病在这个时候"卷土重来"。如果不加注意，很可能会加重病情。那么，我们该怎样预防风湿病呢？

在这里向大家介绍一款粥品，桂枝大米粥，具体的做法是：备好桂枝10克，大米100克，葱白2根，生姜切3片。将桂枝洗干净之后放入锅中，加入适量清水浸泡10分钟左右，再水煎取汁。把大米放入煎好的桂枝水中熬煮，当粥快熟的时候，把洗好的葱白和姜片放入锅中，再煮两开即可。连续食用3～5次即可。

这款粥品可以让你减少风湿的折磨。需要注意的是，粥一定要趁热吃，可别等到粥都快凉了才吃，那样效果就不太明显了。此粥之所以有效，关键在于桂枝。

桂枝性辛味甘，归心、肺、膀胱经，具有发汗解肌、温经通脉、助阳化气、散寒止痛的功效，对于赖在经络、肌肉、关节中不走的风寒之邪有很好的驱散作用。与生姜同用，可以温经散寒，缓和风湿病带来的疼痛。

当然，这款粥虽然对风湿病有很好的缓解作用，但是终究不能去其根本。要想彻底治愈风湿病，还需要医生的帮助。不过，你可以通过饮用此粥来调理自身的抵抗力，加快痊愈的脚步。

另外，患有风湿病的人要注意适当的运动。运动是防止肌肉萎缩和关节强直，保持和恢复关节功能的最有效的方法。适当运动对风湿患者非常重要。可以进行诸如体操、走路、打太极拳、跳舞、爬山等慢运动，其中尤以走路为最佳方式。冬天室外寒冷，你可以在家里多走走，长期坚持，对风湿病人的康复是有利的。

小妙招：常在暖房里，注意暖气病

在寒冷的冬季，人们最喜欢做的事就是在有暖气的屋子里待着，把寒冷关在门外。但是整天在有暖气的屋子里待着并非健康之举。因为长时间待在有暖气的屋子，很可能会有头晕眼花、四肢无力、焦躁不安、皮肤发紧、口鼻干燥、胸闷的症状，其实这些都是让暖气给热出来的"暖气病"。

冬天的时候，人的阳气是闭藏的，而如果屋子过于暖和，那么本来是内藏的阳气就会向外耗散，阳气受损了，自然也就容易出现头晕眼花、四肢无力的情况。如果冬天的时候阳气没有藏好，而开泄于外，那么春天就容易生病。例如，有些人春天的时候容易感冒，也常常与冬天经常待在有暖气的屋子里有关。正像老百姓说的那样"冬天不冷，夏天不热，迟早要坐病"。那么我们该怎样应对暖气病呢？

第一，每天早上和晚上开窗通通风。经常通通风，让身体与自然保持相同节奏，这样可以在维持屋子暖和的情况下最大限度地接近天人合一，让身体的阳气趋于闭藏状态。屋子的温度保持在20℃左右即可。

第二，保持室内的湿度。屋子里温度高，空气太干燥，人便会出现烦躁不安、皮肤发紧等症状。这个时候，可以在屋子里经常撒一些水或者放一盆水，也可以养一些像仙人掌、吊兰、发财树等绿色植物。植物不宜太多，一个房间一两盆即可，记住经常给植物浇水。

第三，谨慎使用加湿器。很多人喜欢用加湿器来增加房间里的湿度。从中医角度来说，加湿器还是少用比较好。因为加湿器通常会导致空气中的湿度过大，过多的湿气就会被身体吸收成为内湿，从而形成痰湿，影响脾胃。

第四，多吃点润肺的食物，像百合、梨、蜂蜜等。梨子粥也很不错。具体做法是：梨子2个，洗干净后连皮切碎，再与粳米100克一起放入锅中，加适量的水用小火熬成粥，当粥浓稠时，放入适量冰糖即可食用。此粥具有生津润燥、清热化痰之功效，非常适用口鼻干燥的人。

第五，可以多喝点热汤，像白菜豆腐汤、菠菜豆腐汤、羊肉白萝卜汤等，既暖和又能滋补津液。在寒冷的冬天，白菜、萝卜都是当季食物，而且白萝卜还有清火降气、消食的功效，非常适合这个时候吃。

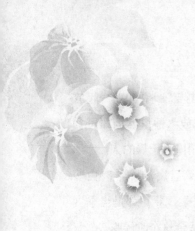

节气习俗：腊八粥，美味易吸收

　　小寒时节，正是腊月，民间有喝腊八粥的习俗。据说这个习俗是用来祭祀祖先和神灵、祈求丰收和吉祥的，而较多的说法则与佛教有关，说这一天是佛祖释迦牟尼的成道日。到了清朝，喝腊八粥的风俗更是盛行。

　　腊八粥不仅是习俗和美食，更是养生佳品。因为腊八粥易于吸收，有和胃、补脾、养心、清肺、益肾、利肝、消渴、明目、通便、安神的作用。这些都已被现代医学所证实。对于老年人说来，腊八粥同样也是有益的美食。

24

DAHAN

大寒

◎ 大寒时节，冰天雪地，寒风凛冽，天气已经冷到极点，此时的冷较之小寒更深、更浓。这时寒潮南下频繁，风大，低温，地面积雪不化。大地上一派冰天雪地、天寒地冻的严寒景象。此时，饮食应逐渐从厚味向清淡上转变。同时，不能忽略风寒的影响，要注意保暖润燥。

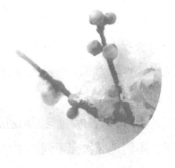

节气解说与气候变化

大寒，是全年二十四节气中的最后一个节气。在每年1月20日前后，此时太阳到达黄经300度。大寒时节，冰天雪地，寒风凛冽，天气已经冷到极点，此时的冷较之小寒更深、更浓。这时寒潮南下频繁，是中国大部分地区一年中的最冷时期，风大、低温，地面积雪不化，呈现出冰天雪地、天寒地冻的严寒景象。

大寒时节，是冬季即将结束之际，隐约可以感受到大地回春的迹象。此时天气虽然寒冷，但因为已近春天，所以冷而不干。这时，人们开始忙着除旧饰新，准备年货，因为中国人最重要的节日——春节就要到了。

大雪纷飞，岁寒茫茫。同小寒一样，大寒也是表示天气寒冷程度的节气。大寒，意为寒气逆极。实际上，是三九进入四九的日子。不言而喻，是一年中最冷的阶段。"小寒大寒，冷成一团"的谚语，说明大寒节气也是一年中的寒冷时期。

虽然近代气象观测记录表明，在我国部分地区，大寒不如小寒冷，但是，在某些年份和沿海少数地方，全年最低气温仍然会出现在大寒节气。大寒节气，常出现大范围雨雪天气。所以，应继续做好农作物防寒，特别应注意保护牲畜安全过冬。

同小寒一样，大寒也是一年中雨水最少的时段。常年大寒节气，我国南方大部分地区雨量仅较前期略有增加，华南大部分地区为5～10毫米，西北高原山地一般只有1～5毫米，农田水分供求矛盾一般并不突出。

不过，"苦寒勿怨天雨雪，雪来遗到明年麦"。在雨雪稀少的情况下，不同地区按照不同的耕作习惯和条件，适时浇灌，对小麦作物生长无疑是大有好处的。

节气养生指南

大寒时节，天气依旧寒冷，驱寒保暖还需注重。除了从饮食上进行滋补，以抵御疾病的侵袭之外，还要从生活起居方面着手对抗严寒。

第一，出太阳后再运动。俗话说，"冬天动一动，少闹一场病"。但是在大寒节气里，气候一冷一热很容易感冒。因此，在室外活动时不可起得太早，特别是太阳没出来之前的空气质量和室外气温都不适宜运动。此外，冬天的早晨气温过低，也是心脑血管疾病的高发时段，因此，最好等到太阳出来以后再进行户外锻炼，并且在运动前先要做一些准备活动，比如，慢跑、搓脸、拍打全身肌肉等，以增加手指的灵活性，避免造成运动损伤。

第二，进补宜"封藏"。大寒时节，天气严寒，人体新陈代谢相应减慢，皮肤血管收缩，散热减少。但进补到这时需收尾，偶尔吃些狗肉、羊肉无妨，为了逐渐适应春季舒畅、升发的季节特点，不宜再多吃生姜、大葱等辛散食物，更不适合大量饮酒。可适当吃些白菜、油菜、胡萝卜、菜花等蔬菜，此外，还需多饮水。

第三，御寒保暖。大寒时节，天气寒冷，上了年纪的人，往往都有肌肉萎缩和动作缓慢的现象，因此，选择宽大松软、穿脱方便的冬装很重要。患有哮喘、气管炎、胃溃疡的人，应再增加一件背心，利于保护心、肺和胃部，不至于使其受寒。在内衣的选择上，最好以吸湿性能好、透气性强、轻盈柔软、便于洗涤、穿着舒适的纯棉针织物为宜。

第四，居室常通风。大寒时节，日常起居除了要御寒外也要防干燥。如果室内经常开暖气或空调，要经常开窗通风，并采取在屋内适当洒水等方法，提高空气中的湿度。此外，应该有意识地增加饮水量，千万不要等口干后才想到去喝水。

第五，扫尘，清洁卫生。大寒节气，时常与岁末时序相重合。在这样的节气里，人们处处为过年忙碌。在此期间，扫尘就是迎接新岁美好光景的一项重要活动。现如今，每到春节前扫尘之日，全家上下依然会齐动手，用心打扫房屋、庭院，擦洗锅碗、拆洗被褥，干干净净迎接新年，祈祷来年平安健康。

小妙招：冬天保养，照顾你的脸面

冬天是最适合保养肌肤的季节。就拿黄褐斑来说，夏天的时候保养，你需要花费更多的精神，而若在冬天来防治，则可以达成事半功倍的效果。这就好比傍晚浇花，同样多的水分不但不会被蒸发，还可兼得晨露的滋养。

对于黄褐斑来说，枸杞红枣茶是个不错的选择。其制作方法也很简单，一小把枸杞，三至四颗红枣，放入大茶杯中，用开水冲泡就可以了。如果您发现这段时间自己经常发脾气，也可以往里面放一两朵菊花，理理肝气。

枸杞红枣茶最适宜在大寒时节饮用，因为过了冬至，阳气慢慢生发，季节慢慢向春天过渡，这个时候喝枸杞红枣茶，能很好地补肝肾。无论是因为肝气郁结还是肾水不足引起的黄褐斑，喝枸杞红枣茶都能起到一定的疗效。

枸杞能使气可充、血可补、阳可生、阴可长、火可降、风湿可去，有十全之妙用。《太平圣惠方》中记载了这样一个方子：枸杞子500克，生地黄150克，研为末，调匀即可。每次服用10克，每日3次。红枣具有补中益气、养血安神的作用，而菊花性味甘苦、凉，清热祛风，有养肝的功效，对于消除黄褐斑有一定的功效。如果不喜欢喝枸杞红枣茶，可以使用这个方子。

当然，你也可以按照自己的身体状况泡一些中药茶：如果你平时经常生气，性子特别急，那么不妨在泡茶的时候选择玫瑰花、苏子叶；如果经常腰膝酸软、手心发热，那么就来点女贞子、何首乌、枸杞，将这几种药材配在一起，每种10～20克，加入500毫升开水冲泡20分钟左右，可以在一天内分两次饮用。

虽然是不同类型的祛斑茶，但都可以加入桂枝，因为桂枝具有脱色作用，能够抑制黑色素的形成。

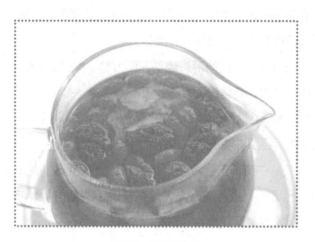

图22　枸杞红枣茶

小妙招：弹舌养生，健脑护脑

中医认为，"心开窍于舌"，舌为心之苗。舌头既是消化食物的"搅拌器"，又是说话发声的"调节器"。舌头上有很多神经，都连着大脑。不管是咀嚼食物也好，说话、唱歌也好，大脑都会准确地指挥舌头不停地运动。当人体衰老时，尤其是脑力衰老时，首先出现的就是舌头僵硬，活动不灵活，说话时舌头不转弯，故又有"人老先从舌上老"的说法。因此，舌头的运动能够起到保健的效果，古代就有弹舌之法用于养心健脑。

中年人要想防止大脑衰老，经常活动舌头是一种简便易行的方法。舌头的活动是通过神经反射间接刺激大脑，使大脑的思维活动增强，理解力和记忆力提高，防止脑细胞萎缩退化及逐渐衰老，增强身体机能和延长人的寿命。

比较简单的舌头运动方法有如下4种：用舌头来回舔上腭30～50次；用舌头舔左颊部30次，右颊部30次；用舌头舔上下牙齿、牙龈各30次；半张开口，用力弹动舌头发出"嗒嗒"响声30～50次。弹舌是对脑的良性按摩，有健脑护脑之功。运动舌头时，唾液腺受到刺激使分泌增加，此时将唾液慢慢咽下，对身体大有益处。

另外，还有一套专门的舌头运动保健方法，共分为4步，常做可以收到健脑降压的功效，具体练习方法如下。

第一步，每天早晨起床刷牙的时候，对着镜子，舌头伸出与缩进，各做10次，然后舌头在嘴巴外面向左右各摆动5次。

第二步，坐在椅子上，双手十指张开，放在膝盖上，上半身稍微前倾。先由鼻孔吸气，接着嘴巴大大地张开，舌头伸出并且呼气，同时睁大双眼，平视前方，反复操练3至5次。

第三步，嘴巴张开，舌头伸出并缩进，同时用右手食指、中指与无名指的指尖在左下边至咽喉处，上下搓擦30次。接着在舌头伸出与缩进时，用左手三指的指尖，在右下边至咽喉处，上下搓擦30次。

第四步，对着镜子，嘴巴张开，舌头轻轻地伸出，停留2～3秒钟，反复操练5次。

这一套舌头运动方法是很好的自我保健操，不仅可以缓解咽喉炎、肩周炎、失眠、便秘、哮喘、近视、老花眼、耳鸣，而且对于高血压、脑梗死等疾病也有很好的缓解作用，同时还能预防老年痴呆。

小妙招：按摩耳朵，强健你的肾

肾脏是人体的重要脏器之一，中医认为肾脏是先天之本。肾脏功能是否正常，对健康长寿具有举足轻重的作用。冬天正好是养肾的最佳季节。

中医认为，肾主藏精，开窍于耳，耳朵的孔窍是肾气的代表，而耳朵是肾的一个外现。因此，中医治疗肾脏疾病的穴位有很多在耳部。

在此，可以采用穴位按摩的方法，让双耳进行适当锻炼，即可起到强肾壮腰、养身延年的作用。中国古代就有利用耳朵穴位按摩，以协调人体的气机，从而达到养生的目的。

第一，提拉耳垂法。双手的食指放在双耳的耳屏内侧，用食指、拇指提拉耳屏、耳垂，自内向外提拉，手法由轻到重，牵拉的力量以不疼痛为限，每次3～5分钟。这个按摩手法可以治疗头痛、头昏、神经衰弱、耳鸣等疾病。

第二，手摩耳轮法。双手握空拳，以拇指和食指沿耳轮上下来回摩擦，直至耳轮充血发热为止。这个方法可以健脑、强肾、聪耳、明目，能够防治阳痿、尿频、便秘、腰腿痛、颈椎病、心慌、胸闷、头痛、头昏等病症。

第三，提拉耳尖法。用双手拇指和食指夹捏耳郭尖端，向上提揪、揉、捏、摩擦15～20下，使局部发热发红。这个按摩方法有镇静、止痛、清脑明目、退热、抗过敏、养肾等功效，可以防治高血压、失眠、咽喉炎和皮肤病。

第四，搓弹双耳法。两手分别轻捏双耳的耳垂，再搓摩至发红发热，然后揪住耳垂往下拉，再放手让耳垂弹回。每天2～3次，每次20下。这一方法可以促进耳朵的血液循环，达到强肾壮腰的功效。

第五，双手拉耳法。左手举过头顶向上牵拉右侧耳朵15～20下，然后右手牵拉左耳15～20下。这一锻炼还可促进颌下腺、舌下腺的分泌，能够减轻喉咙疼痛，对于慢性咽炎有疗效。

第六，耳朵运动按摩法。双手掌心摩擦发热后，向后按摩耳的正面，再向前反折按摩耳朵背面，反复按摩5～6次。这个方法可以疏通经络，对肾脏及全身脏器均有保健作用。

以上按摩耳朵的六种保健方法，可根据自身需要进行选择，既可进行单项锻炼，也可以几项配合进行。只要能持之以恒，就能收到理想的效果。

节气习俗：团团圆圆年夜饭

热热闹闹的春节即将到来，在这个隆重的日子里，人们最为期盼的莫过于那顿合家团圆的年夜饭。《清嘉录》记载了除夕团圆吃年夜饭的情景："除夜家庭举宴。长幼咸集，多作吉利语，名曰'年夜饭'，俗呼'合家欢'。"

在此起彼伏的鞭炮声中，全家人围炉而坐，叙旧话新，在觥筹交错间辞别旧岁尘埃，迎接新岁到来。除夕团聚，这几千年来的时俗，伴随着一代代中国人，从来没有隔断过。

附录 FULU

◎ 现今物质生活的丰富，并不能满足人们对健康的追求。日子过得好了，考虑最多的就是如何以好的身体来享受生活。千金难买健康长寿，与其等到生病了再被动医治，与其吞食昂贵而难以下咽的药物，为什么不把我们祖辈传下来的好传统延续下去呢？

◎ 每个人都应该享受健康带来的生命之福，从一开始我们就要抓住生命的主动权。生命不允许后悔，健康很难从来，我想这是我最想告诉每一个朋友的，因为我对此有深切体会。愿天下的朋友都拥有健康！前面是一条宽广的健康大道，愿本书能与您同行！

◎ 祝福你和你的亲人朋友永远健康，充满活力！

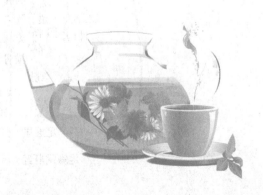

全身经络穴位参照图

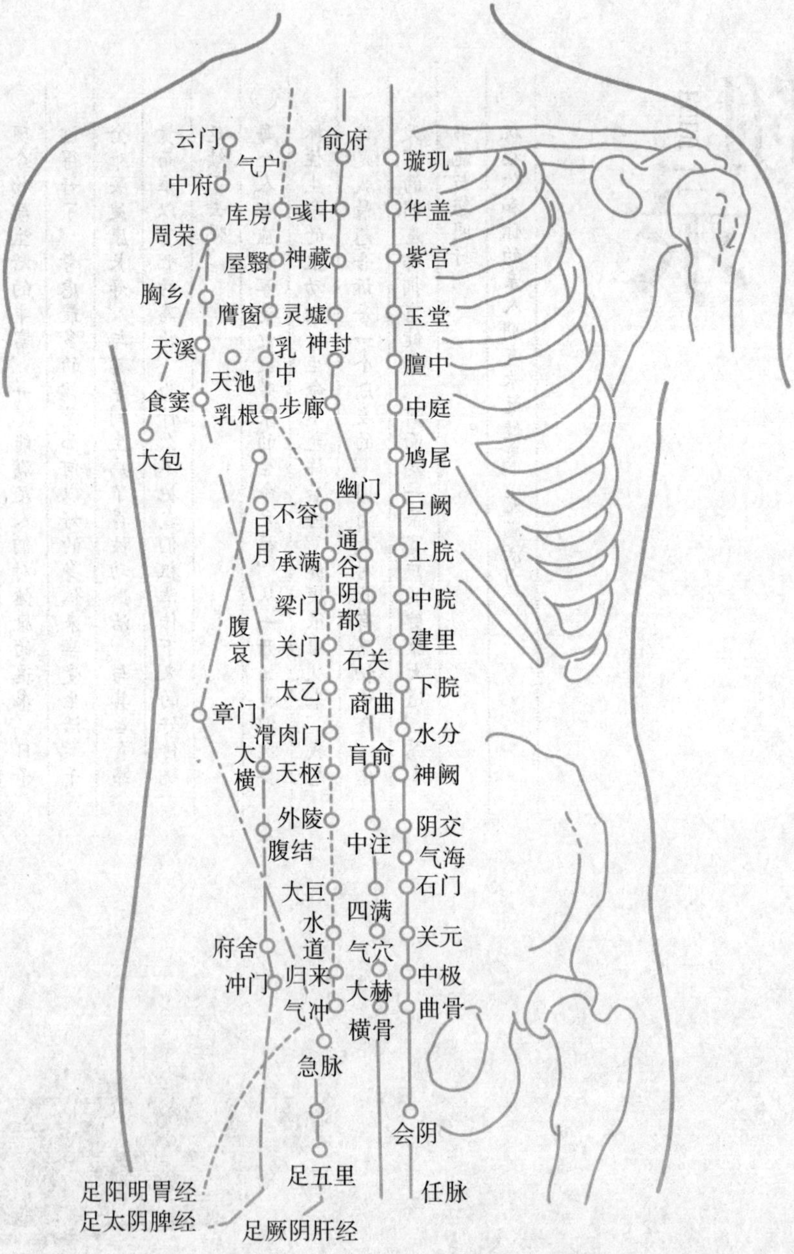

云门　气户　俞府　璇玑
中府　　　　　　华盖
周荣　库房　彧中　紫宫
　　　屋翳　神藏
胸乡　膺窗　灵墟　玉堂
天溪　　　乳中　神封　膻中
食窦　天池　步廊　中庭
　　　乳根
大包　　　　　　鸠尾
　　　幽门　巨阙
不容　通谷　上脘
日月　承满　阴都
　　　梁门　中脘
腹哀　关门　建里
　　　太乙　下脘
章门　石关　水分
大横　商曲　神阙
　　　滑肉门　盲俞　阴交
　　　天枢　中注　气海
　　　外陵　　　石门
　　　腹结　四满
大巨　气穴　关元
府舍　水道　大赫　中极
冲门　归来　横骨　曲骨
　　　气冲
　　　急脉
　　　　　　会阴
足五里
足阳明胃经
足太阴脾经　足厥阴肝经　任脉

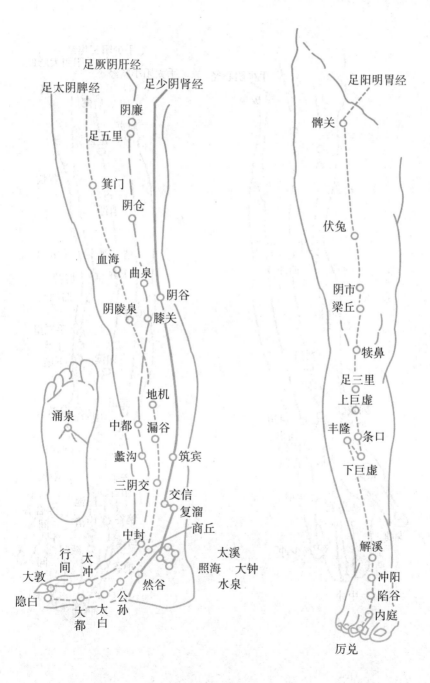

足厥阴肝经
足太阴脾经
足少阴肾经
足阳明胃经

阴廉
足五里
髀关

箕门
阴包
伏兔

血海
曲泉
阴谷
阴市
梁丘

阴陵泉
膝关
犊鼻
足三里
上巨虚

地机
丰隆
条口
涌泉
中都
漏谷
下巨虚
蠡沟
筑宾

三阴交
交信
复溜
商丘
解溪

中封
太溪
照海
大钟
水泉
冲阳
陷谷
内庭

行间
太冲
大敦
然谷
隐白
公孙
大都
太白
厉兑

全身经络穴位参照图

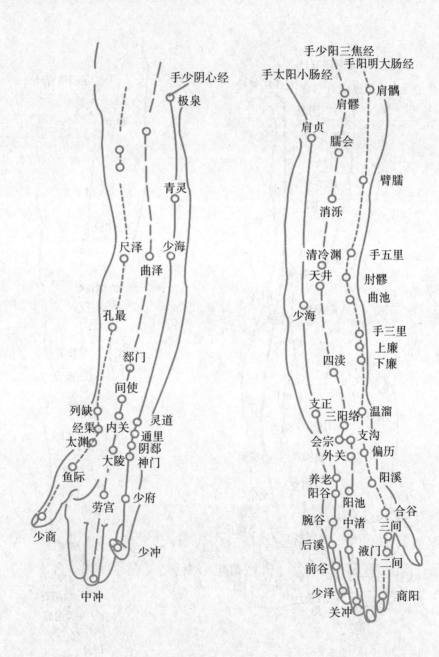

手少阴心经
极泉
青灵
尺泽
少海
曲泽
孔最
郄门
间使
列缺
经渠
内关
太渊
灵道
通里
阴郄
大陵
神门
鱼际
劳宫
少府
少商
少冲
中冲

手少阳三焦经
手太阳小肠经
手阳明大肠经
肩髎
肩贞
臑会
肩髃
臂臑
消泺
清冷渊
天井
少海
四渎
手五里
肘髎
曲池
手三里
上廉
下廉
支正
三阳络
会宗
外关
养老
阳谷
腕谷
后溪
前谷
少泽
关冲
温溜
支沟
偏历
阳溪
阳池
中渚
液门
二间
商阳
三间
合谷